北里大学医学部
循環器内科学講師
深谷英平
著

苦手にサヨナラ！

モニター心電図

イラスト　看護師
ねぎまぐろ工房

MC メディカ出版

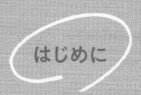

はじめに

　この本を手に取っていただいたということは、「心電図に興味がある！」もしくは「別に好きじゃないけど、仕事でモニター心電図を見なければならないから……」という方々だと思います。

　心電図って、ホント全然よくわからなくて、とっつきにくいですよね？ この時代になっても、凄く古めかしい感じがするし、そのくせ判断を誤ると、場合によっては患者さんが大変なことになるし……。

　そんな方々に向けて、なるべくわかりやすく、看護師のねぎまぐろ工房さんのイラストも交えながら解説してみました。わかりにくい心臓の電気現象の不思議が、少しでも身近な存在になればと思います。ぜひ楽しみながらお読みください。

2023年11月

深谷英平

CONTENTS

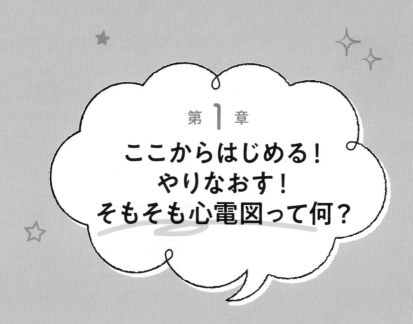

第 1 章

ここからはじめる！
やりなおす！
そもそも心電図って何？

心電図がニガテだな、
だけどちゃんとわかるようになりたいな…
本書を手にとってくれたみなさんは、
きっとそんなふうに思っているんですよね？
本書を通して「わかった！」って思っていただけるように
解説していきますね。
さぁ、はじめていきましょう！

1 心臓は電気で動いている！

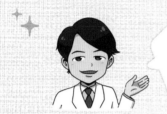
そもそも、心臓は電気で動いています。その電気興奮を記録するのが、まさに心臓の電気興奮を描いた図＝心電図です。

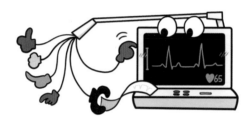

　心電図記録は、基本は2つの電極をそれぞれプラスとマイナスに設定し、その電気の流れを記録します。もちろん、心臓以外にも電気はいろいろありますよね。交流ノイズ、筋肉も電気で動いているので筋電図ノイズなどが入るので、現在の心電図はさまざまなフィルタをかけて、よりきれいな心電図が記録できるように工夫されています。

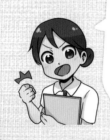
家庭用コンセント（50/60Hz）が交流ノイズ。コンセントにつながった電化製品などからも出るよ。これを取り除くのがいわゆるアースだね。

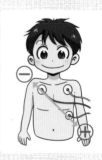

2 よりキレイな心電図をとりたい

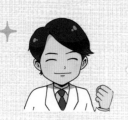

心電図診断をするためには、キレイな心電図を記録することが必須になります。
モニター心電図では電極を貼る位置も重要です。

　交流除去のフィルタ（ハムフィルタ）、筋電図を取り除く筋電図フィルタ、基線の揺れを取り除くドリフトフィルタなどがあります。それぞれ On にすることで、よりキレイな波形が記録できます。

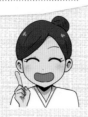

フィルタについては
技師さんにも相談してみよう！

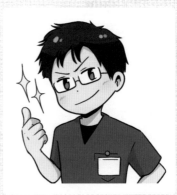

　心電図波高の記録も大事です。通常は 1mV ＝ 1cm で記録するのが基本です。最近の賢い 12 誘導心電図は、波高が高いと自然と 1mV ＝ 0.5cm に変更して記録してくれる場合がありますが、ぜひ 1mV ＝ 1cm の記録も残してください。縦だけ 1/2 になると、ちょっと不細工だと思いません？ 同じ基準で見ないと、電気興奮の大きさ（電位）のちがいもわかりづらいですよね？

　もちろん、紙送りスピードも重要です。2.5cm/ 秒で記録するのが基本です。ここも一応確認しておきましょう。

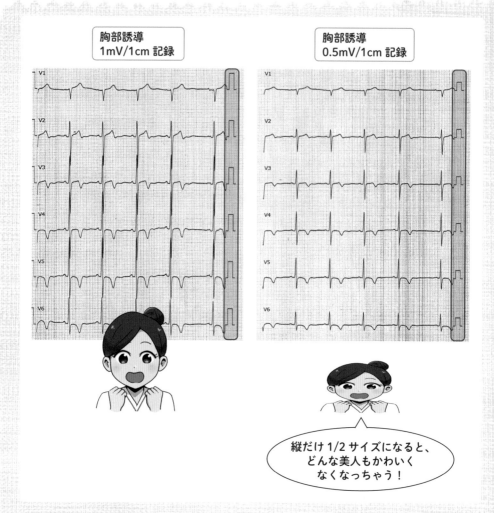

胸部誘導
1mV/1cm 記録

胸部誘導
0.5mV/1cm 記録

縦だけ 1/2 サイズになると、
どんな美人もかわいく
なくなっちゃう！

　モニター心電図の場合はどうでしょうか？

　モニター心電図は長時間簡便に記録できる反面、患者さんも動ける状態ですので、体動ノイズが入ります。ノイズが入りにくい、あまり動かない位置に貼ることが基本です。動きやすい肩などには貼らないようにしましょう。正しい診断のためには、正しくキレイな記録をとることが基本になりますので、この点は注意しましょうね。

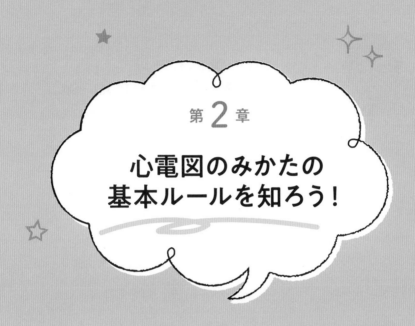

第 2 章

心電図のみかたの
基本ルールを知ろう！

心臓の電気興奮がどんなふうに伝わり、
それがどんなふうに波形に表れるのか？
ここをしっかり押さえておけば、
心電図が複雑になってもイメージしやすくなります！

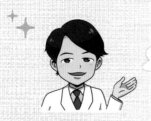

実際の心電図を見てみる前に、
心臓の電気信号の基本からお話ししましょう。

❖ 心臓の電気の伝わり方

　洞結節と呼ばれる親分（看護部長）が一定のリズムで電気興奮を起こし、それが順次伝導していきます。まずは心房に伝わると心房筋が収縮し、次に心房と心室の橋渡し役である房室結節（病棟師長）でワンクッションおき、その後、ヒス束（病棟主任）、脚（リーダーさん）、プルキンエ線維（メンバーさん）と伝わり、最後に心室筋が収縮します。

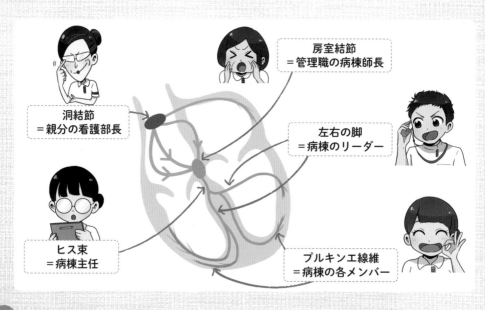

房室結節
＝管理職の病棟師長

洞結節
＝親分の看護部長

左右の脚
＝病棟のリーダー

ヒス束
＝病棟主任

プルキンエ線維
＝病棟の各メンバー

❖ 心電図記録の基本

　電気興奮・電気ベクトルを記録したのが心電図になります。さまざまな心電図誘導がありますが、基本的にはすべてこの電気興奮を二次元に記録することになります。

　2つの電極をそれぞれプラスとマイナスに設定し、プラス電極方向に向かってくる電気興奮（ベクトル）を上向きに、逃げていく電気興奮を下向きに記録します。それらを組み合わせたものが、心電図記録になります。この基本の考え方をしっかり押さえておきましょう。

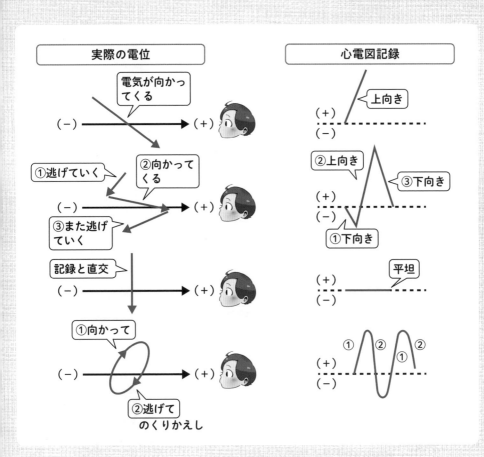

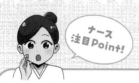

落とし穴は、電気興奮の伝わる向きが記録方向と完全に直交してしまう場合、その誘導では向かっても（プラス）逃げても（マイナス）いかないので、波形が平坦になってしまうよ。電気興奮があっても記録されない場合がある点に注意が必要。なので、モニター心電図のように、ひとつの誘導のみでは見落とす可能性があることも知っておこうね。

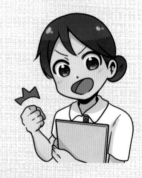

2 各誘導はどこから見てる？

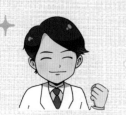

ここからは心臓全体のイメージとあわせて、
それぞれの誘導を見ていきましょう。

　モニター心電図を理解するうえで、12誘導心電図を理解しておくことは重要なので、ちょっと複雑かもしれませんが一度目を通してください。

　四肢誘導が4つの電極、胸部誘導は6つの電極を使用します。この10個の電極から、12の心電図波形が取得されます。

❖ 四肢誘導

　両手、両足に電極を付けて記録します。右足は中性電極であり、実際使っているのは右手、左手、左足の3つの電極になります。それぞれの電極をプラスとマイナスに振り分けて心電図を作っていきます。

✓ Ⅰ誘導：右手（−）→ 左手（＋）
✓ Ⅱ誘導：右手（−）→ 左足（＋）
✓ Ⅲ誘導：左手（−）→ 左足（＋）

と設定していきます。

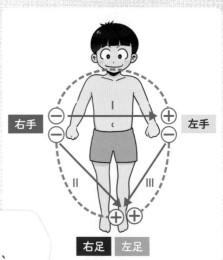

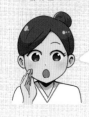

電極の色は
あ（赤）、き（黄）、て（手）、
あし（足）、く（黒）、み（緑）…

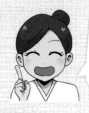

両手両足にプラスとマイナスを
振り分けるという原理のとおり、
四肢誘導のことを、
双極四肢誘導、とも呼ぶよ。

四肢切断の場合、なるべく遠位に電極を付けること
が一般的です。
四肢用のクリップタイプの電極がつけられないときは、
シールタイプで代用するのもひとつです。

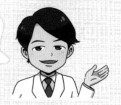

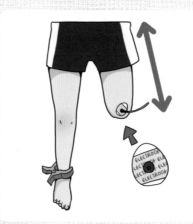

　さらに、四肢誘導から作られた中心電極をマイナス電極に設定し、それぞれ右手、左手、左足をプラス電極としたものを、aV$_R$、aV$_L$、aV$_F$ 誘導と言います。これは**増幅単極**四肢誘導と呼ばれます。この部分の詳細は難しくなるので興味がある方はmemo を参照してください。

aVR、aVL、aVF 誘導の原理

　ここは少し難しいので、時間のない方、苦手な人は飛ばしてください。右手、左手、左足の電極で得られた電位を足し算し、中心電極を作成します。これを Wilson の中心電極と呼びますが、これをマイナス極として、それぞれの I、II、III 誘導をプラス極とすることで、VR、VL、VF 誘導が作成されます。これは単極四肢誘導と呼ばれます。

　さらに、たとえば VR 誘導についてみてみると、I 誘導をプラス、残り 2 つの誘導である II と III 誘導の足し算（これを Goldberger 電極と呼ぶ）をマイナス極として作成されるのが aVR 誘導となります。この a は、Augmented（増幅された）という意味の a なんです。実際、aVR 誘導は VR 誘導の 1.5 倍の波高になっています。

単極四肢誘導

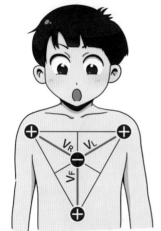

Wilson の中心電極をマイナス極として、それぞれの四肢誘導をプラス極とする

増幅単極四肢誘導

aVR 誘導の場合

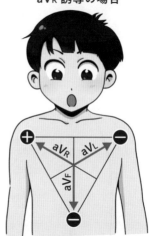

Goldberger 電極（残りの 2 つのみを合成）をマイナス極として、それぞれの誘導をプラス極とする

$$\text{Ex})\ aV_R = V_R - (V_L + V_F)/2 = 3/2\ V_R \quad 1.5 \text{ 倍になる}$$

❖ 6つの四肢誘導の位置関係

　心臓の電気興奮方向とあわせてイメージすることがとても重要です。四肢誘導は患者さんを正面から見たときの2次元イメージです。電気興奮のベクトルをそれぞれの誘導で見ていくことになります。

✓ I 誘導は0°
✓ II誘導は＋60°
✓ III誘導は＋120°
✓ aVR 誘導は－150°
✓ aVL は－30°
✓ aVF は＋90°

を向いていることになります。

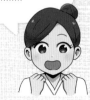

どちらから見ている
のか、というのが
とても重要！

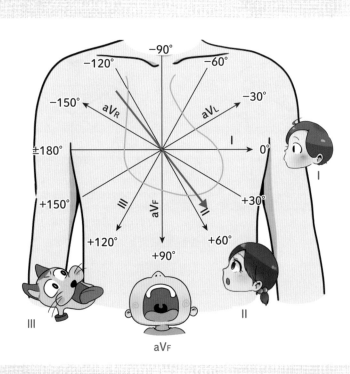

Cabrera 誘導
（カブレラ）

aVR（−150°）を、**マイナス** aVR（＋30°）に変換し、順番に並べ替えると、aVL、I、− aVR、II、aVF、III の順番に、30°刻みで心臓を取り囲むように電極ベクトルが並んでいることがわかります。四肢誘導をこのように並べてできた誘導を Cabrera 誘導と呼びます。こうすると各誘導の関係性がわかりますね。心臓全体ではなく、心臓の一部分に異常が出た場合（たとえば虚血性心疾患など）、この関係性がわかっていることが、異常部位の検出に重要になります。ST 変化などを見るうえで重要なことですので、またあとでも説明しますね。

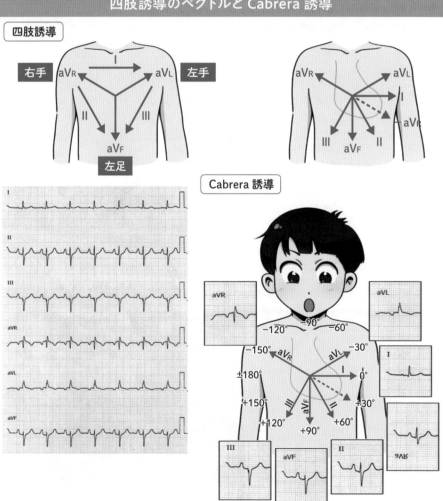

四肢誘導のベクトルと Cabrera 誘導

❖ 胸部誘導

　胸部誘導は**単極誘導**になります。電極を貼る位置は決まっているので、ちゃんと覚えておきましょう。

✓ **胸骨右縁第4肋間にV₁**
✓ **胸骨左縁第4肋間にV₂**
✓ **左鎖骨中線第5肋間にV₄**
✓ **V₂とV₄を結ぶ線の中間点にV₃**
✓ **V₄と同じ高さの左前腋窩線上にV₅**
✓ **V₄と同じ高さの左中腋窩線上にV₆電極**

を配置します。多くの場合、貼り間違えを予防するために、V₁から順番に、赤・黄・緑・茶・黒・紫と色付けされていますので、覚えてしまいましょう! これも、V₁からV₆にかけて心臓を取り囲むように配置されています。実際の波形も、連続性があるイメージがつきませんか?

> せ(赤)、き(黄)、
> ぐ(緑)、ち(茶)、
> く(黒)、ん(紫)

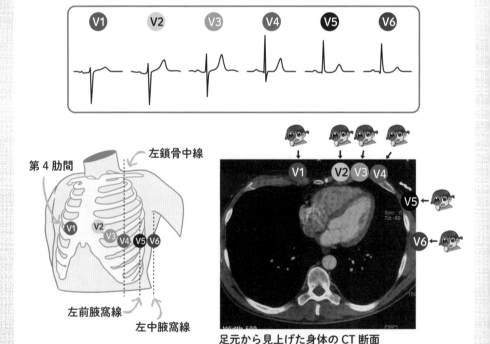

足元から見上げた身体のCT断面

3 心電図波形の成り立ち

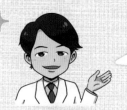

実際の心電図波形を見ていきましょう。

❖ 各部位の名称と測定位置

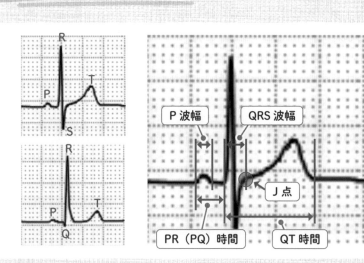

心電図波形の各部位の名称は Einthoven（アイントーベン）先生が名付け親で、今もその呼び名で読んでいます。最初に振れる心房興奮を表す小さな波を P、その後に続く心室興奮のうち、陽性（上向き）部分を R、その R の前の陰性（下向き）部分が Q、R の後の陰性（下向き）部分が S、その後の心室再分極を表す部分を T と名付けています。P-QRS-T という順番に名前がついています。特に Q と S の名前を間違えないようにしましょうね。詳しくは 3 章以降でお話しします。

❖ モニター心電図の成り立ち

　ここまで、ややこしい説明にお付き合いいただきありがとうございました。ここからはこの原理のもと、モニター心電図に焦点を絞っていきます。基本的な原理は2つの電極で誘導を作ることなので、まったく一緒です。モニター心電図の電極は、赤がマイナス、黄色がプラス、緑が中性電極となっています。

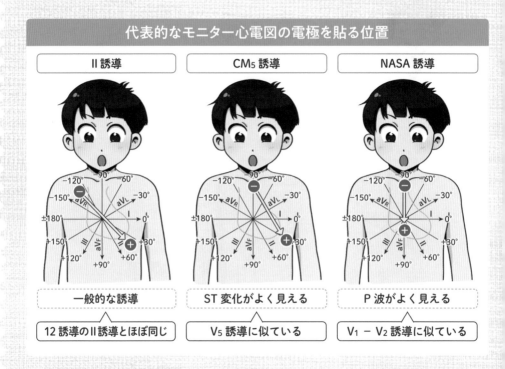

代表的なモニター心電図の電極を貼る位置

II 誘導	CM5 誘導	NASA 誘導
一般的な誘導	ST 変化がよく見える	P 波がよく見える
12 誘導の II 誘導とほぼ同じ	V5 誘導に似ている	V1 － V2 誘導に似ている

　上左図が最も一般的に使用される誘導で、右肩にマイナス（赤）、左前側壁あたりにプラス（黄）を貼ります。12 誘導心電図の II 誘導と電気ベクトルが似ているので、II 誘導に似た波形になることが想像できますか？ そのほか、ST 変化を見やすい CM5 誘導、不整脈を見やすい NASA 誘導などがあります。それぞれ V5 誘導、V1/V2 誘導に似た波形が記録できます。モニター心電図ではひとつの誘導波形しか取得できないため、目的に合わせて電極位置を変化させることが重要です。ちなみに、中性電極（アース）に相当する電極はどこに貼っても大丈夫です。ノイズが入りにくい部位に貼りましょう。

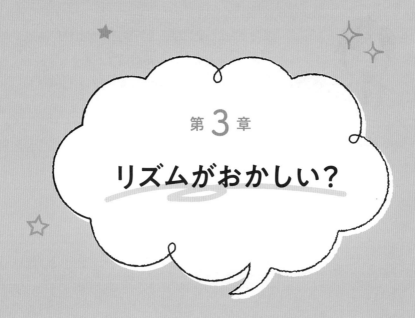

第 3 章

リズムがおかしい?

リズム(調律)の異常には2つのパターンがあります。
ひとつめは歩調取り(親分)が変わるパターンです。
もうひとつは、洞調律(看護部長からの正規ルート)に
紛れて、外野から余計な命令信号が出る(期外収縮)
パターンがあります。
それぞれを意識して解説していきます。

1 正常洞調律とは？

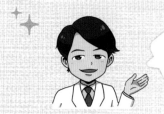

異常を知るためには、まずは正常がわからないと、どこがどうおかしいのか理解できませんよね？ということで、正常洞調律から解説します。

これも 12 誘導心電図を理解することでモニター心電図の意味がわかってくるので、やや面倒かもしれませんが、しっかり確認しましょう！

波形　正常洞調律の 12 誘導心電図

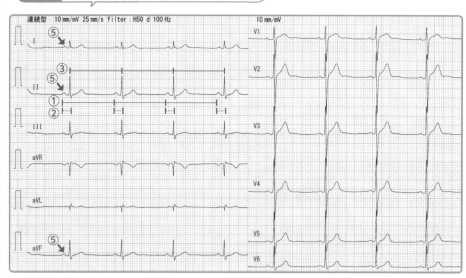

④心拍数：③ R-R 間隔から計算

上記心電図では、R-R 間隔 29 マス（細かい目盛）

1,500 ÷ 29 ≒ 51.7　約 52 回 / 分

　正常というためには、次の5つのチェックポイントをおさえましょう。

① P-P 間隔が一定

　看護部長の命令は規則的

② P-R 間隔が不変で、P-R が1：1で連動

　部長の命令に従順

③ R-R 間隔が一定

（①、②を満たせば必ずこうなる）

　部下の引継ぎも規則的

④心拍数が 50〜100 回 / 分の範囲にある

　命令の頻度も常識的

⑤I、II、aVF 誘導で P 波が陽性（上向き）

　命令がちゃんと正規の看護部長からきていることの確認

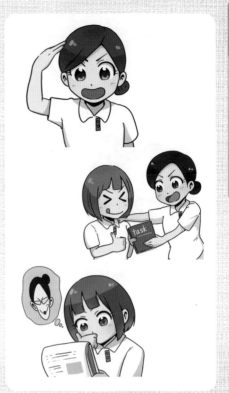

Point!

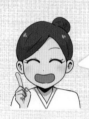

この5つを満たしたとき、正常洞調律といっていいのね。そのうえで、モニター心電図ではどうか、ということになるよ。

　モニター心電図では、①〜④は同様に確認できますよね？

　問題は、⑤…命令を発したのが正規の看護部長かどうかの確認、です。

　通常のモニター心電図は、II誘導、もしくは CM5 誘導が一般的です。CM5 誘導は、V5 誘導に似ているので、どちらの誘導でも P 波は陽性（上向き）である必要があります。ぜひこの部分も意識して、モニターを見てみましょう。

2 心房調律

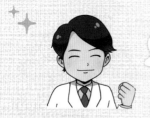

洞調律が理解できたら次はこれ！

洞結節（看護部長）ではない、心房の一部
（他部署の師長さん）が歩調取りをした場合
……心房調律と呼ばれます。

波形 心房調律時の 12 誘導心電図

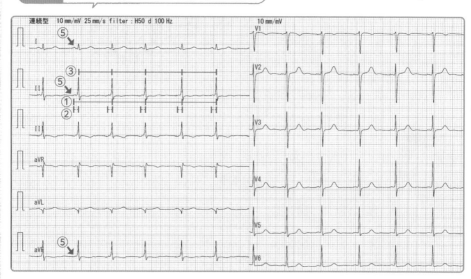

④心拍数：③ R-R 間隔から計算

上記心電図では、R-R 間隔 20 マス（細かい目盛）

$1,500 \div 20 = 75$　75 回 / 分

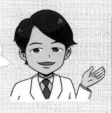

Point!

正常洞調律の①〜⑤と何がちがうでしょう？
①〜④は満たしますが、⑤Ⅰ、Ⅱ、aVF 誘導での P 波の向き
が異なることに気がつきましたか？

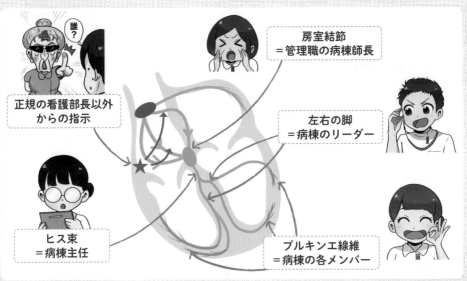

正規の看護部長以外
からの指示

房室結節
＝管理職の病棟師長

左右の脚
＝病棟のリーダー

ヒス束
＝病棟主任

プルキンエ線維
＝病棟の各メンバー

Ⅰ誘導で P 波は陽性ですが、Ⅱ誘導、aVF 誘導で P 波は陰性です。すなわち、洞調律の基準を満たさず、これは看護部長からの命令ではない！のです。**モニター心電図でもⅡ誘導、CM5 誘導の P 波が陽性でない場合、洞調律ではない＝他部署からの命令かも？？ と思ってください。**

心房調律でも心拍数 50〜100 回 / 分の正常範囲内に入っている場合は、治療を要することはほとんどありません。心拍数が 100 回 / 分を超えていた場合、心房頻拍の診断になるので、その部分も着目しましょう。

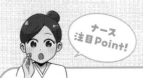

ナース
注目Point!

ひ とつの誘導のモニターだけでは診断が難しいことが多いよ。
気になったら 12 誘導心電図をとってみてね。

3 補充調律：接合部調律・心室補充調律

刺激伝導系の細胞たちは、いわゆる自動能、
つまり自分で電気を発生させる力があります。
でも、無秩序に興奮したら困りますよね？
そこはうまくできています。

❖ 部位による電気興奮の頻度のちがい

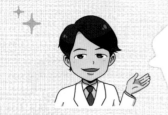

上位からだんだんゆっくり

洞結節
50〜100回/分

房室結節
40〜60回/分

プルキンエ線維
20〜40回/分程度

ヒス束

左脚

右脚

　一番上位の洞結節が 50〜100 回 / 分の頻度で電気興奮を発生させるのに対し、房室結節は 40〜60 回 / 分、プルキンエ線維は 20〜40 回 / 分程度と、興奮頻度にちがいがあります。上から命令がきた場合にはそれに従うので、通常洞結節がちゃんと興奮していれば、それ以下の部位はそれに従って興奮し、それぞれの自動能は顔を出しません。

　洞結節を看護部長、房室結節を師長、プルキンエ線維を病棟のメンバーにたとえると、洞結節（看護部長）からの指示がこない場合（洞不全症候群）には、仕方ないので代わりに指示を出す人が出てきたりします。房室結節（師長）やヒス束（主任）が指示を出す場合を**接合部調律**、左脚・右脚（リーダー）やプルキンエ線維（病棟メンバー）が自分で指示を決めて働きだす場合を**心室補充調律**といいます。

> 看護部長からの命令にはみんな従順に従うけど、看護部長からの命令がこない場合は、仕方ないので師長やリーダーが指示を出すって感じね？

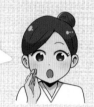

❖ 接合部調律

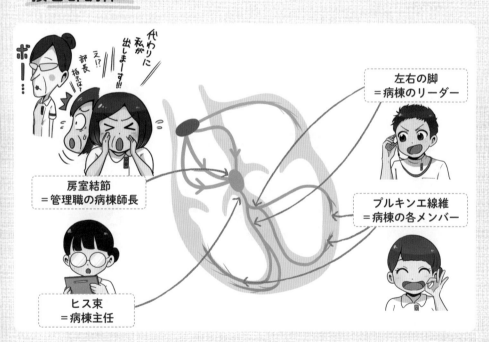

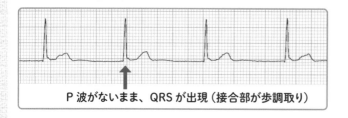
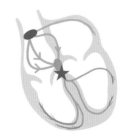

P波がないまま、QRSが出現（接合部が歩調取り）

●房室接合部での補充収縮（この心電図ではヒス束）
●心拍数はより遅く、通常 40〜60 回 / 分
●心室興奮は洞調律時と同様なので、QRS 幅は狭い（洞調律時と同じ）

❖ 心室補充調律

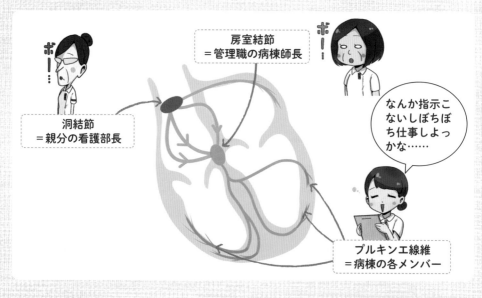

房室結節
＝管理職の病棟師長

洞結節
＝親分の看護部長

なんか指示こないしぼちぼち仕事しよっかな……

プルキンエ線維
＝病棟の各メンバー

　心室補充調律とは、より上位の洞結節（看護部長）や房室結節（病棟師長）からの命令がこない（洞不全や房室ブロック）時に、しょうがなく、まさに**補充**で心室（プルキンエ線維）が歩調取りをする場合の所見です。ですから、心拍数はより遅く、通常 20〜40 回 / 分、さらに通常の刺激伝導系を通っていないため、QRS 幅は広くなります。

波形　心室補充調律

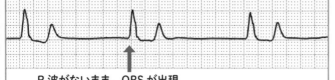

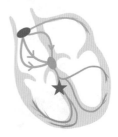

P 波がないまま、QRS が出現
接合部補充調律より QRS が幅広く、より遅い補充収縮

● 正常よりも下位で刺激が発生（この心電図では右脚）

● QRS 幅は広い（この心電図では、左脚ブロック様の QRS 波形）

● さらに下位からの補充収縮では、より心拍数が低下

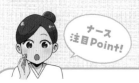

ナース
注目Point!

洞不全症候群に伴う心室補充調律の場合、徐脈に伴う血圧低下、めまいやふらつきが出るかもしれないよ。そうなったら緊急ペースメーカー挿入の可能性も！

まずは患者さんの症状を確認！心室補充収縮の心拍数が少なすぎる、もしくは数秒間心停止が起こると失神したりするので、緊急の対応が必要になる場合があるよ。

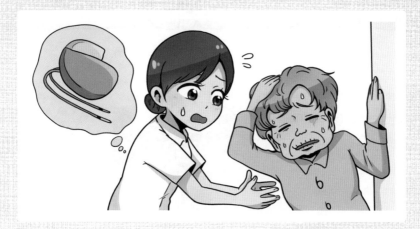

4 心房期外収縮（APC/PAC）

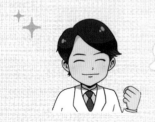

これは、言葉から考えましょう。

心房から、タイミングを外して（期外）出てきた収縮という意味ですね。

洞調律中に（看護部長からのちゃんとした指示があるなか）、他部署の主任から、タイミング悪く、ちょっかいを出された状態です。ですので、リズムが狂います。

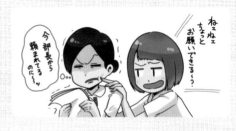

波形　心房期外収縮

洞調律：看護部長命令　　　　　　洞調律　　　　　　洞調律

↑洞調律時と異なるP波：偽看護部長（他部署の人？）

●洞調律時のP-Pよりタイミングが早く出ている（赤矢印）

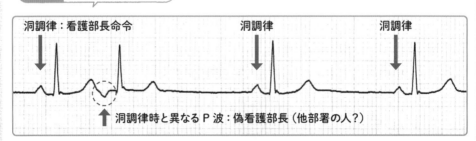

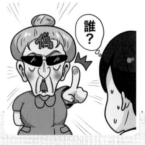

誰？

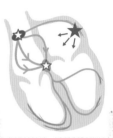

　洞調律（通常の命令系統）に、他部署からのちょっかい（赤矢印）が入って、リズムが狂います。ポイントは、「タイミングを外して」の意味で、**予定より早く来る**のが期外収縮の定義ですのでその点は忘れないでください。

　心房期外収縮なので、異所性（他部署さん）の、洞調律とは異なる P 波が、洞調律の P-P 間隔より早期に出現します。P 波以降は、その命令に従ってしまって、通常の QRS-T が続きます。

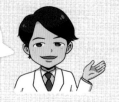

次は、ちょっと
変化球です。

　他部署のお偉いさんの命令のタイミングによっては、いろいろな変化が出ます。タイミングが早すぎると、それ以下の房室結節や心室の興奮がまだ回復していないことがあります。もっとタイミングが早いと、心室に伝導しないこともあります。

波形 ｜ **心室内変行伝導を伴う心房期外収縮**

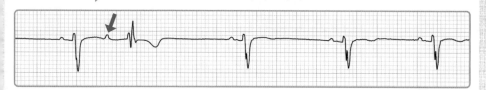

●心房期外収縮が早すぎて、心室興奮が回復しきれず、心室興奮が遅れて QRS 幅が広くなっている（心室内変行伝導）

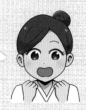

命令が早すぎて、
現場の仕事が滞った
状態ね。

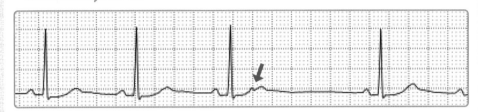

● 心房期外収縮が早すぎて、心室に伝導せず、
　QRS波が出ない

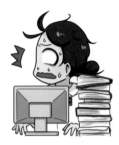

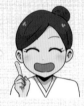

命令が突然すぎて、
無理！ってなっている
状態ね。

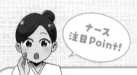

ナース
注目Point!

通常、心房期外収縮のみでは対応が必要なことはないよ。むしろ、心室内変行伝導を伴う心房期外収縮、房室ブロックを伴う心房期外収縮を、この後説明する別疾患と鑑別し、心房期外収縮だからあまり問題なさそう、と判断できることが重要！

5 心室期外収縮（PVC/VPC）

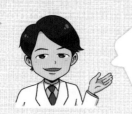

これも、同じように考えましょう。
心室から、タイミングを外して（期外）収縮したものです。

電気興奮が、心房ではなく、心室から出ています。心室から出ているため、**洞調律のときとは形の異なる QRS が出現**することになります。これも同様に、上司の命令を無視して、現場のナースが勝手に仕事をしてしまった感じです。

正常の命令系統を通っていない（正常の刺激伝導系を通っていない）ため、QRS が幅広くなります。

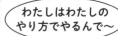
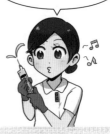

わたしはわたしの
やり方でやるんで〜

波形 心室期外収縮

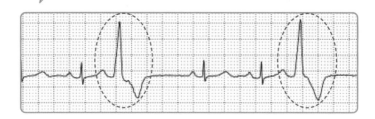

- QRS が幅広い
- 通常 QRS と逆向きの T 波
- 先行する P 波がない
  （変行伝導を伴う心房期外収縮ではない）

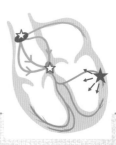

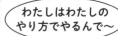

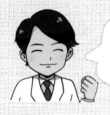

変行伝導を伴う心房期外収縮（p.33）と似ていますよね。
ちがいは、先行する異所性P波がないので、心房期外収縮では
ないと判断できます。

　心室期外収縮には、心室期外収縮が出現するタイミングによって、「間入性心室期外収縮」と「代
償性休止期を伴う心室期外収縮」があります。

波形　間入性心室期外収縮

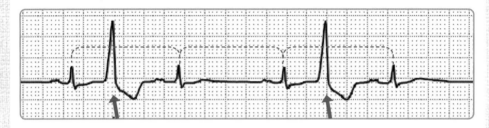

●R-R間隔に割り込むように心室期外収縮が出現

波形　代償性休止期を伴う心室期外収縮

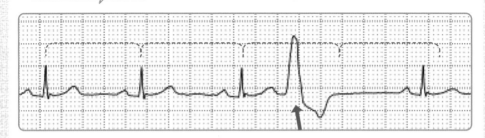

●次のR-R間隔が延長する

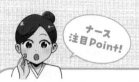

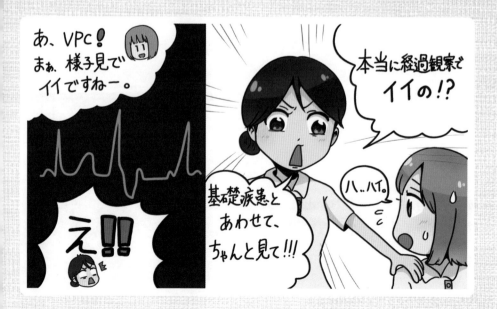

ナース注目Point!

心室期外収縮は、頻度や原因で時に危険な場合があるよ。虚血性心疾患に伴うもの、心不全急性期に頻発するものは、心室頻拍・心室細動へつながることもあるので、基礎疾患とあわせて評価してね。

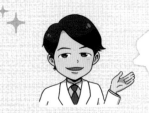

6 心房細動（AF）

心房細動は、心房が細かく動く、と書きます。
細動とは、けいれんしているような状態です。
心房興奮がめちゃくちゃになります。

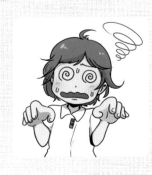

　心房細動は、洞結節（看護部長）の命令を無視して、心房が無秩序に興奮している状態です（他部署の人がパニックを起こしています）。心電図では、正常のP波は消失し、けいれんを表す、基線の揺れになります。これを**細動波（f波）**と呼びます。また、心房からの電気興奮が無秩序に心室に伝播するため、R-R間隔がまったくバラバラになります。これをR-Rの絶対性不整と呼び、心房細動の特徴です。

波形　心房細動

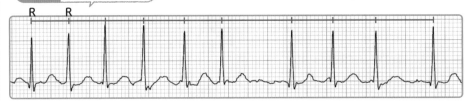

- ●P波が消えて基線の揺れが出現＝細動波：f波
- ●R-R間隔がまったくバラバラ（絶対性不整）

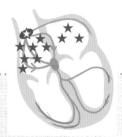

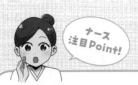

心房細動は、脳梗塞のような血栓塞栓症や心不全の原因にもなる疾患だよ。洞調律だった患者さんが突然心房細動になった場合、バイタルサインと患者さんの状態を確認し、特別な対応が必要か検討しよう。

Point!

心房細動から脳梗塞になる人、ほんとに多いよね…。
術後など身体に負荷が強くかかると急に心房細動になることもよくあるので、術後は心電図もしっかり見るのが大事。
あとは患者さんの自覚症状の有無などもいっしょにドクターに報告しよう!

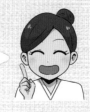

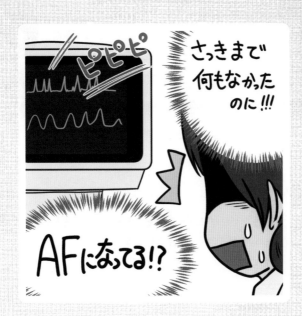

7 心房粗動（AFL）・心房頻拍（AT）

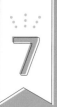

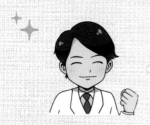

心房粗動・心房頻拍は似ている疾患です。
両方とも、心房内に病巣があります。

　心房粗動・心房頻拍には2つのパターンがありますが、電気興奮が一定の場所を旋回するリエントリーと呼ばれる病態と、心房期外収縮の時のように、別の場所から異所性興奮が連続する場合（巣状興奮パターン）があります。

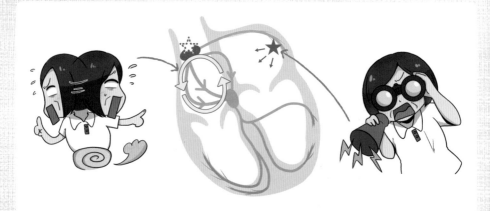

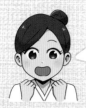

師長さんがグルグル同じところを回っているか、
一か所から命令を出しているか、
みたいなイメージね。

　心房粗動と心房頻拍は、古典的には心房興奮の心拍数で分類し、心房興奮が240回/分以上を**粗動**、それ以下を**頻拍**とすることが多いですが、臨床ではこの分類にあまり重要な意味はありません。

　心房粗動では、典型的な**ノコギリの波（鋸歯状波・F波）**と言われる波形が見られます（12誘導ではⅡ、Ⅲ、aVF誘導で）。それ以外にも、心臓外科術後などで心房に瘢痕がある場合、その部分を旋回することがあるため、**波形はさまざまな形**をとります。一般的に基線が平坦になることがなく、常に鋸歯状の波形が続くことが心房頻拍との鑑別に用いられますが、心房が明らかに拡大している場合や、瘢痕が広範囲にわたって形成される場合、そうならないこともあるので、それだけで判断するのは難しいです。

Point!

> 心房粗動や心房頻拍を疑った場合は
> 12誘導心電図を確認しよう。

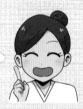

波形　**心房粗動・リエントリー性心房頻拍**

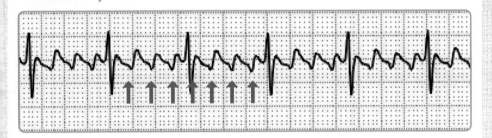

●**同じ波形（ノコギリ波）が繰り返される**

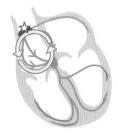

巣状興奮パターンの心房頻拍の場合は、リエントリーのような旋回興奮ではないため、基線は鋸歯状の波形にはなりません。洞調律ではない、異所性興奮（他部署の師長）が歩調取りになります。心房期外収縮の連発のようなイメージになります（なので、P-P 間隔が多少変動することがあります）。

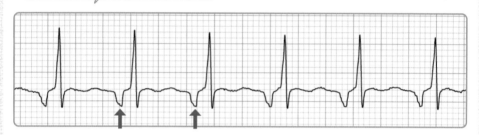

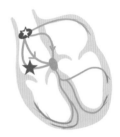

●洞調律ではない、異所性 P 波が先行する

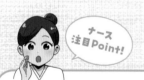

ナース
注目Point!

心　房粗動と心房頻拍の正確な鑑別は臨床的にいらないことが多いよ（時に治療薬が異なることがあります）。まずは洞調律ではない、ということを理解することが重要！

8 発作性上室頻拍（PSVT）

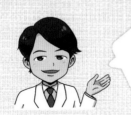
心房頻拍も含む概念ですが、
心臓の上の方（心房や房室結節周囲）を起源とする頻拍症です。

　"上室"頻拍というくらいなので、原因は上室（心房や房室結節など）にあり、それに従うように心室が興奮します。心室以下は正常の刺激伝導系を通るため、幅が広くないQRSが規則的に連続します（原因は心室ではないことが示唆される所見）。

　区別すべきは、洞性頻脈ですね。看護師長が命令を出しまくっている洞性頻脈ではなく、主任や師長あたりで命令系統がグルグル旋回したり（房室結節周囲のリエントリー）、心房頻拍のような別部署の看護師長が横やり出しまくりの状態だったり、原因はいくつかあります。

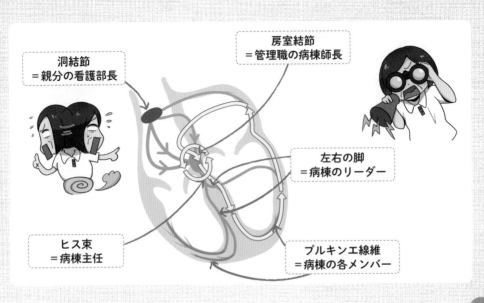

洞結節
＝親分の看護部長

房室結節
＝管理職の病棟師長

左右の脚
＝病棟のリーダー

ヒス束
＝病棟主任

プルキンエ線維
＝病棟の各メンバー

波形　発作性上室頻拍

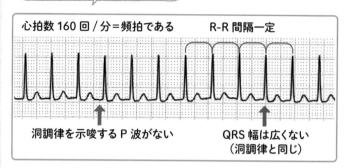

心拍数 160 回／分＝頻拍である　　　R-R 間隔一定

洞調律を示唆する P 波がない　　QRS 幅は広くない（洞調律と同じ）

- ●R-R 間隔が一定
- ●QRS が狭い（wide QRS ではない）
- ●洞調律の P 波が見えない
- ●頻拍発作

　具体的には、房室結節の二重伝導路を介した房室結節リエントリー性頻拍、副伝導路（Kent 束）を介した房室回帰頻拍、心房頻拍などを総称して発作性上室頻拍（paroxysmal supraventricular tachycardia；PSVT）と呼びます。細かい鑑別診断は極めて難解なので、本書では割愛しますね。

房室結節リエントリー性頻拍と房室回帰頻拍

房室結節リエントリー性頻拍

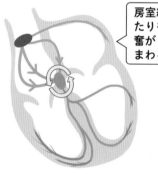

房室結節のあたりを電気興奮がぐるぐるまわる

房室回帰頻拍

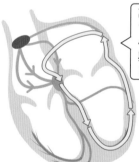

副伝導路を介して心房→心室→心房と順に電気興奮がぐるぐるまわる

洞調律ではない頻拍発作なので、脈拍数が早すぎれば、時に血圧が下がったり、長く続けば心不全になってしまったりするよ。洞性頻脈との見極めが大事！迷ったら 12 誘導心電図をとってね。PSVT は薬剤で頻拍の停止が得られることが多いので、見つけたらすぐ医師に相談しよう！

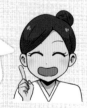

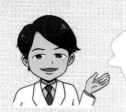

9 心室頻拍（VT）

特に注意！！！

心室頻拍は、心室が歩調取りをします。
現場のナースが、上司の指令を無視して、
病棟をグルグル駆け回っている状態ですね。

波形 **心室頻拍**

QRS: グルグル回っている（R-R 一定）

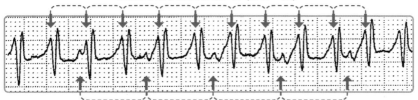

P 波：上司からの命令（無視されている）

- R-R 間隔が一定
- 心室の正常の刺激伝導系を使わないため
  QRS は幅が広い（0.12 秒以上）
- P 波と QRS 波がバラバラのリズム

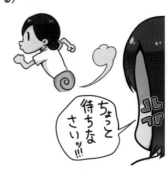

ちょっと待ちなさいッ!!!

▼ P 波が見えない場合もある

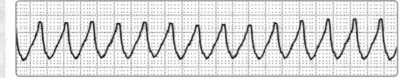

幅の広い QRS（病棟メンバーの暴走）に交
じって、たまに上司からの指令（青矢印 P 波）
が見えます。完全に無視してますね……この上
司の指令は見えない場合もあります。いずれに
せよ、ほおっておけない状態です。心室興奮
に協調性がなくなっているため、血圧が下がり、
危険な状態になり得る不整脈です。

心室頻拍を見たら、
患者さんのもとに
駆け付けよう！

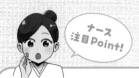

ナース
注目Point!

圧が下がる（血行動態が破綻する）可能性があり、これを見たらすぐにバイタルサイ
ンの確認に行ってね。時に心肺停止に至っている場合があるので、その際はすぐ心
肺蘇生！

10 心室細動（VF）

特に注意！！！

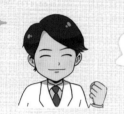

これはもう最悪な状態です。
心室がけいれんしてしまい、まったく仕事が
できていません。
病棟メンバーの無秩序な仕事です。

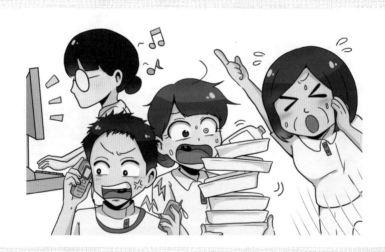

　心房がけいれんしてしまう心房細動では、なんとか病棟（心室）は仕事をしますが、心室細動では現場がカオスになり、どうにもなりません。有効な心拍出はまったくできなくなります。そのため、心室細動は心停止に分類されます。即、心肺蘇生、けいれんを止める除細動が必要です。

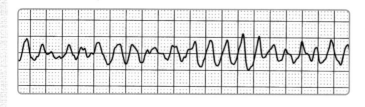

波形 心室細動

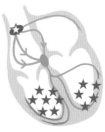

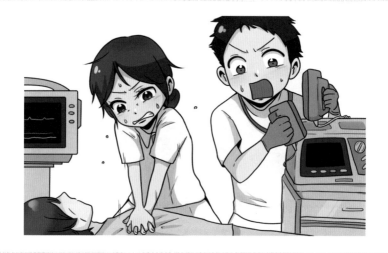

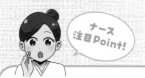
ナース
注目Point!

　れを見たらかなり危険！ すぐ患者さんのもとに行き、心肺蘇生・電気的除細動を開始しよう。
　唯一注意が必要なことは、ノイズの可能性だね。

波形 心房細動？？に見えた体動によるノイズ

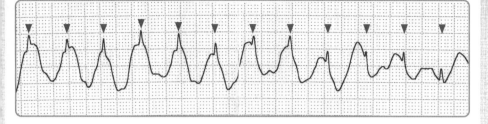

●よく見ると基線の乱れ（ノイズ）の中に、QRS の残像が見える

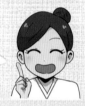

Point!

歯みがきをしているときに、そのノイズでよく心室頻拍や心室細動の
アラームが鳴るので、歯みがき VT とも呼んでるよ。
でも、たとえノイズかもしれなくても、アラームが鳴れば
患者さんのもとへとにかく急いでね！

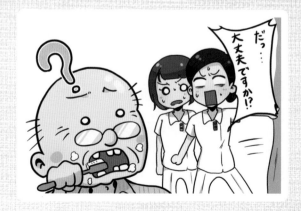

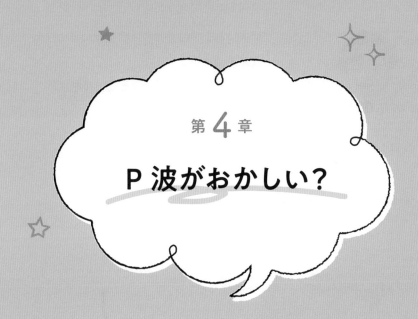

第 4 章

P 波がおかしい？

ファーストステップが理解できたら、
次はひとつひとつの異常を
深く学んでいきましょう！
まずは心電図波形のスタート P 波です。

1 P波の正常と異常

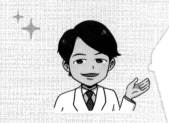

右房側にある洞結節からの興奮が心房に伝わり、P波が形成されます。
右房が先に興奮し、ちょっと遅れて左房が興奮します。
そのP波の異常にはどんなものがあるでしょうか?

❖ P波は何で作られている?

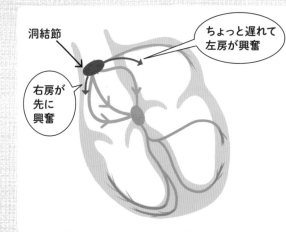

洞結節

ちょっと遅れて
左房が興奮

右房が
先に
興奮

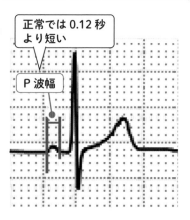

正常では0.12秒
より短い

P波幅

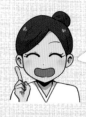

Point!

P波は右房波と左房波の合成波で作られているのね。

❖ P 波を見やすい誘導

　心房波を見やすい誘導はどこでしょうか？ 洞結節から房室結節方向に電気ベクトルが伝わります。すでに解説しましたが（p.13）、電気ベクトルを意識しましょう。II 誘導は洞調律時の心房の電気興奮の向きに一致するため、P 波が比較的大きく記録されます。もうひとつは V₁ 誘導です。これは位置的に心房に近い誘導なので、P 波が見やすいです（ちなみに NASA 誘導は V₁ 誘導に似ていて、調律を見るのに有用なのはこの理由です）。

> II 誘導、V₁ 誘導の P 波がどう構成されているか、
> それぞれ特徴があるので解説します。

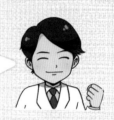

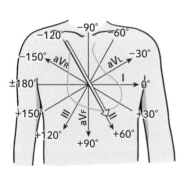

II　右房興奮も左房興奮も向かってくる

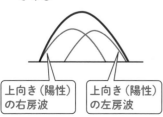

上向き（陽性）の右房波

上向き（陽性）の左房波

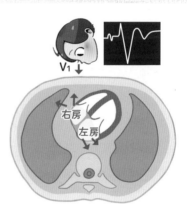

V₁　右房興奮は向かってくる
　　左房興奮は逃げる

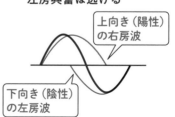

上向き（陽性）の右房波

下向き（陰性）の左房波

II 誘導では、右房興奮も左房興奮も向かってくる方向なので、陽性の右房波と陽性の左房波の合成波で形成されます。

一方で V₁ 誘導では、右房は V₁ に向かってくる陽性波、左房興奮は V₁ から逃げる方向（陰性波）になるので、通常 V₁ は二相性になります。この概念をしっかり理解しておきましょう。

❖ 正常な P 波

P 波の幅の上限は 0.12 秒です。P 波の幅の下限はありません。P 波は小さいのでよく見ましょうね。P 波の立ち上がりから終了までです。

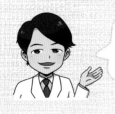

Point!

もうひとつ重要なのは P 波の形です。
各心房に負荷がかかると形が変わります。
次にそれを見ていきましょう。

2 右房負荷

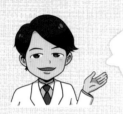

> 右房に負荷がかかると、右房が拡大します。
> 右房波はP波の前半成分を構成しているため、
> 同部位の波高が大きくなり幅も広くなります。

波形　右房負荷

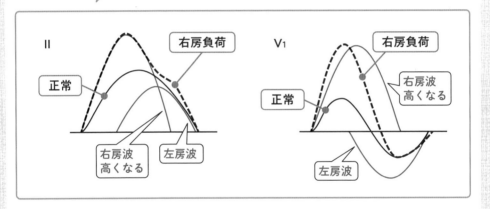

II　正常　右房負荷　右房波高くなる　左房波

V₁　正常　右房負荷　右房波高くなる　左房波

- ●右房成分が大きく、長くなる
- ●P波幅はのびない
- ●P波の高さ（縦）が大きくなる
  （II、III、aV_F で> 2.5mm、V₁、V₂ で> 2.0mm）

　II誘導では右房成分が大きく（高く）なり、P波の頂点が前半にずれます。V₁誘導では、陽性部分が右房成分なので、その部分が高くなります。それにつられて、陰性成分（左房成分）が浅くなり、時に消失します。**右房成分のみの増高・延長では、P波全体のP波幅には影響しない**、というのも特徴です。

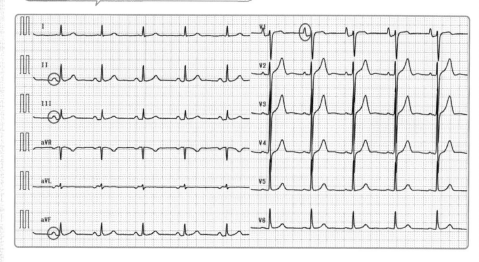

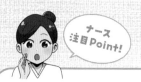

ナース 注目Point!

モ ニター心電図で使用される II 誘導でも P 波の形が確認できる場合があるよ。患者さんの病態により、右房負荷、右房拡大をきたす疾患の場合には注目してみるといいね。

3 左房負荷

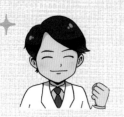

次は左房負荷も見てみましょう。

考え方は右房負荷と同様です。

波形　左房負荷

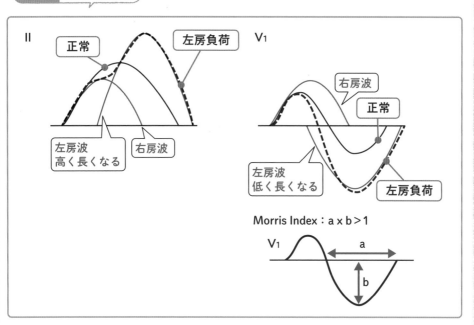

● 左房成分が大きく、長くなる
● P波幅がのびる > 0.12秒

左房負荷では左房成分が大きく、長くなります。それを反映し、II誘導ではP波の後半成分が大きくなることでP波の頂点が後半に移動します。V_1誘導では、陰性成分が深く、広くなります。

　左房負荷の特徴は、このV_1の陰性成分で判断することが多いです。陰性部分の幅（mm）と深さ（mm）を掛け算（Morris Indexと呼びます）し、Morris Index >1を左房負荷あり、と判断します。覚えやすい基準なので覚えちゃいましょう！

　もうひとつの特徴は、P波の幅がのびることです。これは右房負荷とちがう点ですね。左房成分はP波の後半を形成するため、左房成分が増大・延長すると、P波の幅も延長するのです。

波形　左房負荷の12誘導心電図

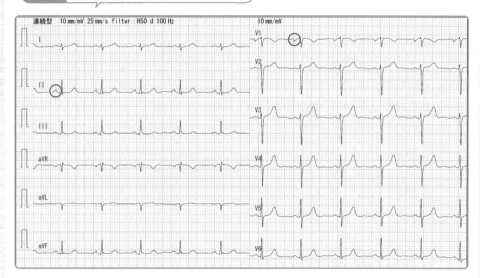

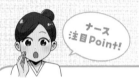

　モニター心電図をII誘導やNASA誘導にすると、このP波の波形に気づくことがあるよ。左房負荷は、心不全急性期などでよくみられる所見。気にしてみてみると、新たな気づきがあるかもしれないね。

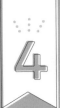

P 波がない！？
洞不全症候群（SSS）

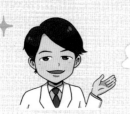

次は、P 波の異常というよりは、
P 波自体が確認できない疾患を解説しましょう。

❖ P 波が見えないときはどう考える？

　モニター心電図を見た際に、P 波が見えない＝ P 波がない、というわけではありません。繰り返しですが、P 波は心房筋の興奮を表しますが、心房がかなり傷んでしまっていると、P 波の高さが極めて小さくなることがあるのです。

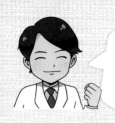

Point!

P 波がわからない？　と疑ったらやはりこれも
12 誘導心電図を記録してみましょう。
モニターのひとつの誘導だけでは確認できなかった P 波が
見つかることがあります。

　ここでは徐脈に焦点をしぼって説明しますね。さて、P 波がない、という病態は何が考えられるでしょうか？　そうです。刺激が来ていないから反応していない、という可能性がありますね。看護部長からの命令が来ていないため、指示待ちで静観している状態です。つまりこの病態の原因は、看護部長（洞結節）とその取り巻きにありそうです。

59

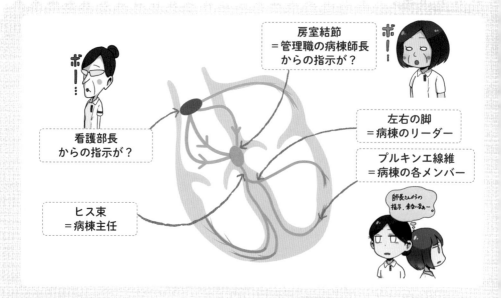

　P波が確認できない徐脈は、洞不全（看護部長の仕事不全）が考えられます。ここで、洞不全症候群をまとめて勉強しましょう。分類に合わせて順番に説明します。この分類を Rubenstein 分類（ルーベンスタイン）と言うので、あわせて覚えておきましょう。

❖ Rubenstein I　洞性徐脈

　洞性徐脈は、P波があるのですが、洞調律の正常下限である心拍数 50 回 / 分を下回った状態です。

波形　**洞性徐脈**

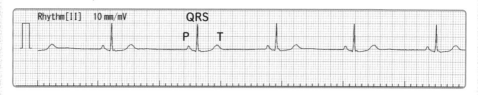

● P-QRS-T の関係はまったくの正常（すべての心拍に P 波が確認できる）
● 心拍数 50 回 / 分を下回っている

波形　洞性徐脈の12誘導心電図

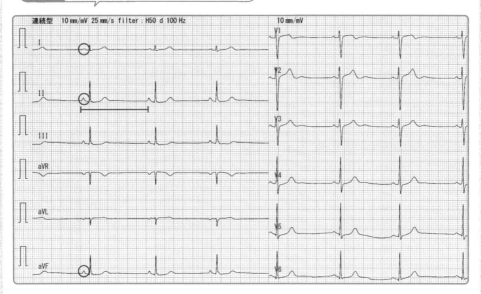

連続型　10 mm/mV 25 mm/s filter：H50 d 100 Hz　　　10 mm/mV

＊I、II、aVF 誘導でP波が陽性を示しているので洞調律
＊P-P 間隔が43回/分と徐脈

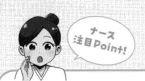

ナース
注目Point!

洞性徐脈自体はスポーツ選手や若年者ではわりとよくみる所見で、これだけで即なにか対応が必要というわけじゃないよ。高齢者でこの所見を見た場合は、洞機能が異常に低下している可能性があるので、心不全症状やめまいなどの症状を伴う場合、まさに洞不全症候群として、ペースメーカーの適応が考えられるよ。

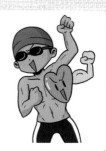

❖ Rubenstein II　洞房ブロック・洞停止

似たような心電図を 2 つ紹介します。

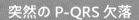

突然の P-QRS 欠落

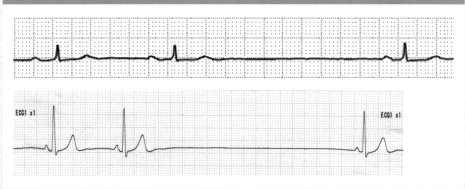

いずれも、P-QRS が途中で欠落しているのがわかりますか？

このように突然 P-QRS が欠落するものを、Rubenstein II の洞不全と分類します。

でも、この 2 つは似て非なるものなんです。

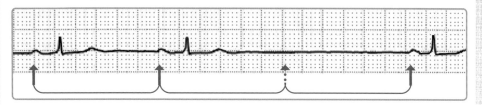

波形　Rubenstein II：洞房ブロック（SA block）

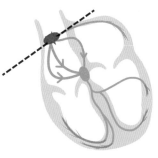

●P-P 間隔に一定の関係がある

→洞結節からは命令が来ているが、洞結節（Sinus node）- 心房（Atrium）のレベルでブロックが生じている

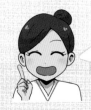

> Point!
>
> あいだが抜けていても、
> 同じリズムでそのあと P 波がまた出てきてる、
> ってことね。

　P-P 間隔に注目してみましょう。P-P 間隔を測っていくと、P-QRS が抜けたあとの P-P 間隔と一致します。P-QRS の欠落中も来るべき P-P 間隔が保たれている、ということになります。これはどういうことでしょう？ 繰り返しになりますが、P 波は心房筋の興奮で形成されます。逆に洞結節自体の興奮は通常の体表面心電図では確認できません。ここがポイントです。つまり、洞結節は一定の間隔で刺激を出し続けているのですが、洞結節（Sinus node）から心房筋（Atrium）への伝導が一過性にブロックされていることを示しているわけです。これを洞房ブロック（SA block）と呼びます。**房室ブロック（AV block）**と混同しないようにしましょうね（p.70）。看護部長からの命令があるのに、それが時々伝達されない、という感じですね。

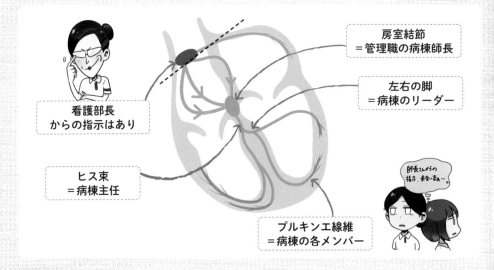

房室結節
＝管理職の病棟師長

左右の脚
＝病棟のリーダー

看護部長
からの指示はあり

ヒス束
＝病棟主任

プルキンエ線維
＝病棟の各メンバー

波形 Rubenstein II：洞停止（Sinus arrest）

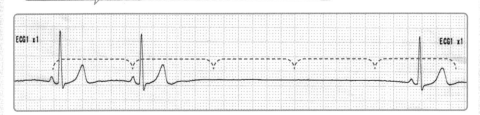

●P-P 間隔に一定の関係がない
→洞結節自身の機能が低下し興奮できなく
　なってきている

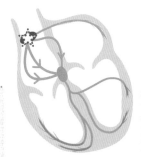

洞停止の心電図は、**洞房ブロック**とそっくりですよね。でも洞房ブロックのときのように、P-P間隔を見てみると、P-QRSが欠落した後のP-QRS再開部分が、脈絡なく再開していることがわかります。これは、洞結節自身がお休みしてしまった、**洞停止**と呼びます。看護部長自身がサボりがちになっている状態です。疲れているんでしょうね。

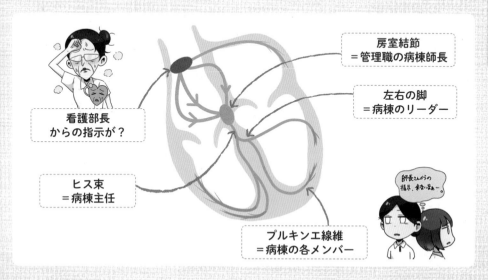

房室結節
＝管理職の病棟師長

左右の脚
＝病棟のリーダー

看護部長
からの指示が？

ヒス束
＝病棟主任

師長さんからの指示、来ないなぁ…

プルキンエ線維
＝病棟の各メンバー

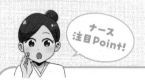
ナース
注目Point!

脈が抜けているのを確認したら、このRubenstein IIを意識して、P-P間隔を見てみよう。傷害を受けている部位が異なる（看護部長の取り巻きなのか、看護部長自身なのか）点に注意しよう。看護部長自身がお疲れの場合は、β刺激薬などでおしりをたたけば応急処置ができるけど、取り巻きの障害ではいくら看護部長にがんばってもらっても改善しないことがあるので、病態の理解は重要！

　さらに気をつけたいのは、房室ブロックを伴った心房期外収縮（Blocked PAC）です（p.34）。異所性P波がないかも確認して、病的意義が少ないBlocked PACと洞不全症候群を正確に鑑別しよう。

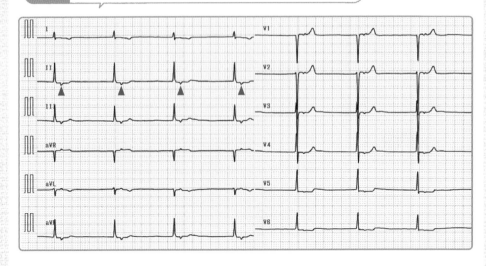

　この心電図はどうですか？ P 波がありませんね？ これは看護部長が疲れ切ってしまいましたが（洞停止）、危機を感じた部下（房室結節）が歩調取りをかってでた状態です。しかし、看護部長のように 50 回 / 分以上の脈が作れず、43 回 / 分の心拍数しか出せていません。さらによく見ると、QRS の後ろに逆方向の P 波が確認できます（赤▲：逆行性 P）。部下から上司に事後報告が上がっている状態です。おもしろいですよね。

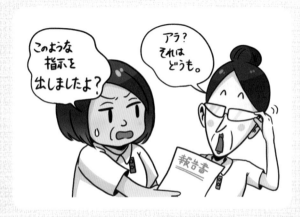

❖ Rubenstein III　徐脈頻脈症候群

　これはちょっと厄介な状態です。頻脈性上室性不整脈（心房細動、心房頻拍など）が停止した際に、本来であればすぐ洞調律に戻るわけですが、洞機能が弱っていると、すぐに仕事を再開できず、洞停止をきたしている病態です。徐脈と頻脈を合併するため、徐脈頻脈症候群という名前が付けられています。

波形　徐脈頻脈症候群

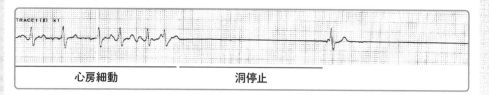

| 心房細動 | 洞停止 |

● この症例では心房細動停止後に約 3.5 秒の洞停止

　イメージとしては、看護部長（洞結節）の命令を無視して、部下が無秩序に指揮をとった（心房細動）としましょう。看護部長が元気ならいいのですが、長時間、部下が歩調取りをすると、看護部長もやる気をなくし、引退を考えだします。そんなときに突然部下が仕事をボイコット（頻脈の停止）したら、やる気をなくした看護部長もいきなり元通り仕事はできないですよね？ なので、洞停止が起こってしまいます。

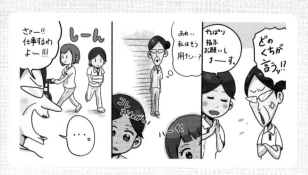

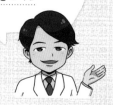

時に数秒心停止をきたすので、患者さんはめまいや意識消失を認めます。緊急性の高い病態です。

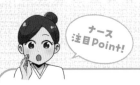

脈が速くなる不整脈と遅くなる不整脈を合併しているため、治療がとても厄介。脈を遅くする薬も早くする薬も使いにくいため、ペースメーカーで徐脈時のバックアップをしながら、抗不整脈薬で頻脈をおさえる、なんていう合わせ技が必要になることがあるよ。

ちなみに、徐脈頻脈症候群は英語の略で BTS（Bradycardia-Tachycardia Syndrome）とか TBS（Tachycardia-Bradycardia Syndrome と呼ばれるよ。どこかのアイドルグループとか放送局みたいだね（笑）。

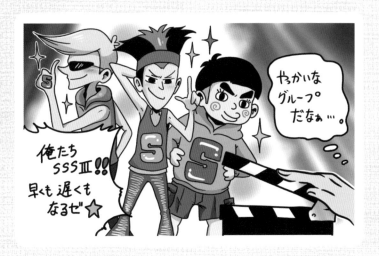

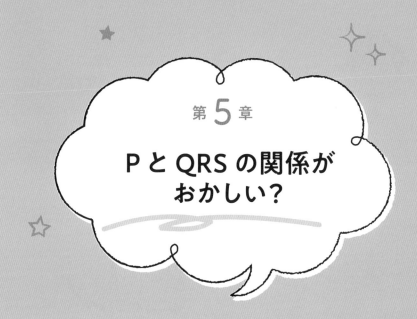

第5章

PとQRSの関係が
おかしい？

次は、上司（心房）から、部下（心室）への命令系統
がおかしくなった場合を考えていきます。
看護部長は指示を出しているのに、病棟スタッフにはう
まく指示が伝わっていたり、いなかったり……
現場は混乱しますよね。

1 房室ブロック

もう一度、正常な刺激伝導系を復習してみましょう。
P は心房の興奮、QRS は心室の興奮を表しますね。

正常波形と PQ（PR）の正常値

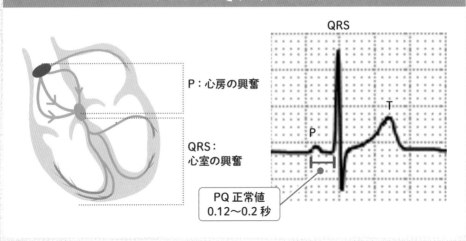

P：心房の興奮

QRS：
心室の興奮

QRS

T

P

PQ 正常値
0.12〜0.2 秒

　P と QRS の関係がおかしいということは、心房と心室の伝導に問題がある、ということになります。PQ（PR）間隔の正常値は 0.12 秒〜0.2 秒です。

　まずは、房室の伝導が悪い＝房室ブロックから順番に見ていきましょう！

　房室ブロックは疾患全体の、いわばカテゴリーのような名前であり、より正確な表現が必要です。いまから説明する○○房室ブロック、というふうに、より正確に表現するようにしましょうね。

❖1度房室ブロック

　心房からの電気興奮が心室に伝わってはいるものの、時間がかかってしまっている状態が、1度房室ブロックです。心電図では、PQ（PR）間隔が延長していますが、PとQRSは1：1の関係を維持している、というのが特徴です。この後に説明する2度房室ブロックと鑑別するため、長い時間見てもP-QRS関係が変わらない、ということを確認しましょう。上司の指令に、ちょっと遅れて反応する、って感じですね。

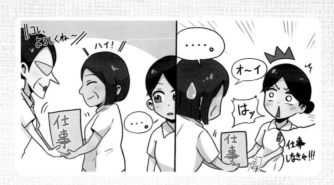

波形　**1度房室ブロック**

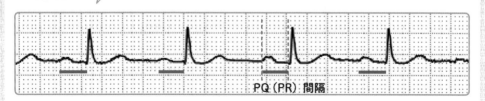

PQ（PR）間隔

- ●PQ（PR）間隔の延長
- ●PとQRSは1：1

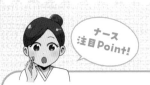

1 度房室ブロックは、それだけでは臨床的に問題になることはないよ。陰性変時作用（脈を遅くする作用）をもつ薬剤を使用する際は、房室ブロックの程度が進行する可能性があるので、そういう観点で見ておこうね。

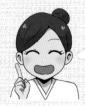

Point!

脈を遅くする薬剤といえば…
β遮断薬、ジゴキシン、非ジヒドロピリジン系カルシウム拮抗薬（ベラパミル、ジルチアゼム）、I群抗不整脈薬などよね。

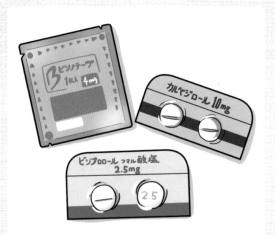

Point!

2度房室ブロックはいくつかありますので、明確に区別していきましょう。
ひとつ目は、Wenckebach型房室ブロックです。

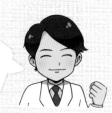

❖ 2度房室ブロック　Wenckebach 型房室ブロック

Wenckebach 型房室ブロックは、PR 間隔が徐々に延長していき、最終的に 1 拍 QRS が脱落します。つまり伝導しないときがあります。次の P 波に対しては、また PR 間隔が回復し伝導します。1 拍以上抜けないのが特徴です。

波形　**Wenckebach 型房室ブロック**

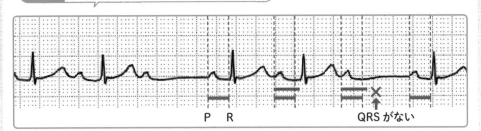

P　R　　　　　　　QRS がない

● PR 間隔が徐々にのびて、QRS 波が 1 拍落ちる

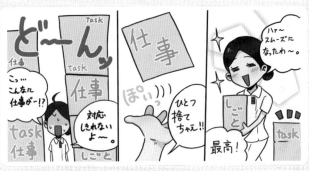

上司の命令に対し、部下が対応しきれず、徐々に対応が遅れ、最終的には、1 個仕事をすっぽかす状態です。でも 1 個すっぽかしたので、次は比較的スムーズに（正常かそれに近い PR 間隔で）仕事をこなします。そんなことありますよね？

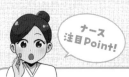

ナース
注目Point!

Wenckebach 型房室ブロックも、これだけだと臨床的にはあまり問題にならないことがほとんど。正常の方でも、夜間就寝中に一時的に Wenckebach 型房室ブロックとなることはあるよ。ごくまれにめまい、息切れなどの症状を伴うことがあって、その際にはペースメーカーの適応になる場合があるよ。

✤2度房室ブロック　Mobitz II型房室ブロック

Mobitz II型房室ブロックは、Wenckebach型房室ブロックとは特徴が異なります。PR間隔が延長することなく、突然QRSが欠落します。注意深く、ひとつずつPR間隔を確認しましょう。

波形　Mobitz II型房室ブロック

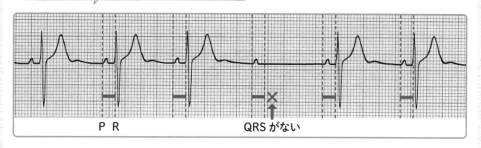

P R　　　　　　　　　　QRSがない

●PR間隔が一定のまま突然QRSが1回落ちる

上司からの命令をちゃんとこなしていたのに、突然仕事をすっぽかしたら、びっくりしますよね？ ということで、Mobitz II型の方が、危険な不整脈です。

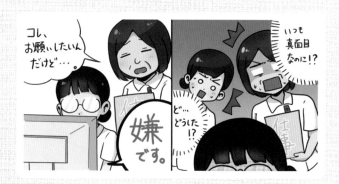

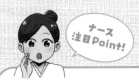

ナース
注目Point！

Wenckebach型房室ブロックとの鑑別は、QRSが抜け落ちた前後の、P-QRSがつながっている部分に着目してみよう。Wenckebach型房室ブロックでは、QRSが抜ける前のPRが延長し、QRS抜けた後のPRが短縮しているはず。MobitzⅡ型ではそういう変化がないよ。わかりにくい軽度の変化でも気づくポイント！

MobitzⅡ型房室ブロックは、刺激伝導系に器質的な異常があることが多く、ペースメーカーの適応になることがあるので注意が必要！

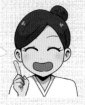

❖2度房室ブロック　2：1房室ブロック

ちょっと厄介なのが、この2：1房室ブロックです。

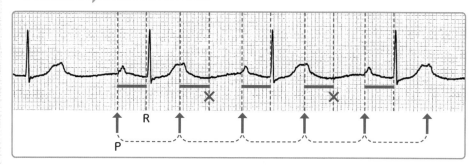

●PR間隔の延長はなくP波2回に1回QRSが落ちる

　2：1房室ブロックはその名の通り、P波2回に1回QRSが欠落します。この場合、PRが延長して欠落するWenckebach型房室ブロックなのか、突然欠落するMobitz II型房室ブロックなのか判断できないため、この**2：1房室ブロック**という名前が用いられています。さらに難しいことに、QRSが欠落する心拍のP波が前の心拍のT波にかぶることが多く、見逃されることがあります。II誘導のモニターで見ると、一見すると洞性徐脈に見えてしまいます。

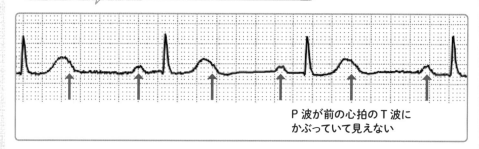

P波が前の心拍のT波に
かぶっていて見えない

波形　2：1房室ブロックの12誘導心電図 （p.76 下部の心電図と同症例）

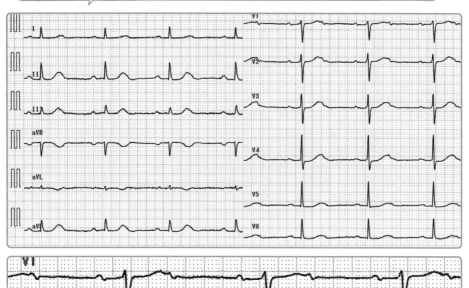

　この12誘導心電図で何かに気づきますか？ II誘導では見えないのですが、V₁誘導を見てみると、T波にかぶったP波に気づきますか？ そうです。これは洞性徐脈ではなく、2：1房室ブロックなんですよね。このように、小さなP波は、1つの誘導だけでは見えないことが多いので、おかしいと思ったら12誘導心電図をとる癖をつけましょう。

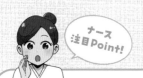

ナース
注目Point!

見 逃しやすい2：1房室ブロックは要注意！ 不自然な洞性徐脈を見たら、2：1房室ブロックが隠れていないか疑って12誘導心電図をとってみよう。

❖ 2 度房室ブロック　高度房室ブロック

　2:1 房室ブロックよりもさらに伝導障害が進行すると、2 回に 1 回以上、心房興奮が心室に伝わらない場合が、より重症の**高度**房室ブロックです。

波形　**高度房室ブロック**

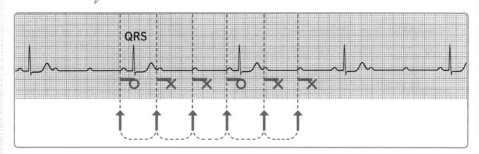

●P 波は一定、それに続く QRS は 3 回に 1 回

　P 波は一定ですが、心室へは 3 回に 1 回しか伝導していません（3 回に 2 回抜けています）。たまにしか心室に伝わらないので、想像できる通り、より危険な不整脈であることがわかりますよね？

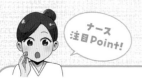

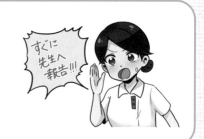

2:1 房室ブロックよりもさらに危険な不整脈で、心停止のリスクがあるので、ペースメーカーの適応があるよ。早急な対応が必要！

❖ 3度房室ブロック　完全房室ブロック 〈房室ブロックの最重症形〉

波形　完全房室ブロック

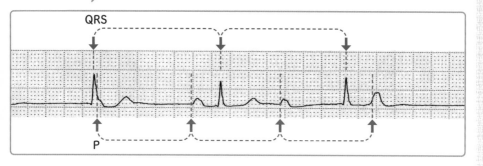

QRS

P

● P波、QRS はそれぞれ一定のリズム　　● P波と QRS のリズムはバラバラ

　　P波のリズムは一定、QRS のリズムも一定、ただ、それぞれが連動していません。1拍目の P は QRS に一部埋没し、4拍目の P は、T波に埋没しています。T波の形が他の T波と異なることに気づいてもらえるかと思います。

　　上司（P波）からの命令は出ているものの、それを完全に無視し、現場ナース（QRS）が独自に仕事を始めた状態です。現場の独自のリズムなので、上司のようにスムーズにいかず、QRS の心拍は通常より遅くなります。上の心電図も、P-P 間隔より R-R 間隔の方が長いのがわかりますね。これも、現場ナースが突然ボイコットする（心停止する）可能性があり、危険な不整脈です。

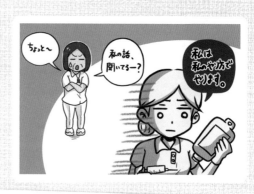

ちょっと〜

私の話、聞いてる〜？

私は私のやり方でやります。

タイミングによっては、一見 P-QRS が連動しているように見えるときがあるけど、前後の心拍との関係性に注目して見てみると、見逃しがなくなるよ。

79

2 WPW 症候群

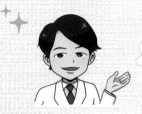

> P-QRS の伝導が早くなる疾患も
> 紹介します。

　通常、心房と心室は解剖学的にはつながっていますが、電気興奮は房室結節の1か所のみで接続されています。これで、心房と心室が別々に興奮・収縮できるわけです。さらに房室結節はちょっと伝導が遅くなっていて、心房興奮・収縮の時間ができ、血液が心室に送り出されたあと心室に電気興奮が伝わり、心室が収縮します。うまくできていますよね。

　でも、心房から心室へ電気興奮が伝わる道が、房室結節以外にもあると、心室興奮が早まってしまいます。この疾患を WPW 症候群と呼びます。Wolff-Parkinson-White の3人の先生の名前からきています。日本語では、病態から**早期興奮症候群**と呼びます。通常の房室伝導路以外の伝導路を**副伝導路**と呼び、ケント束と名前がついています。

WPW 症候群の電気興奮の伝わり方

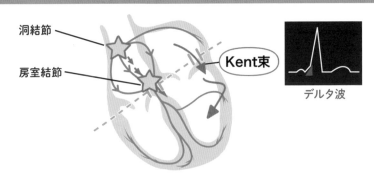

洞結節
房室結節
Kent束
デルタ波

PR 間隔は心房から心室までの興奮時間を表しますが、WPW 症候群では PR 間隔が短縮します。特徴的な心電図では、通常の QRS の前に副伝導の興奮を表す**デルタ波（Δ波）**と呼ばれる、まさに三角形の波形が確認できます。このデルタ波の分だけ PR 間隔が短縮し、デルタ波の分だけ QRS 幅が延長します。

波形	WPW 症候群の 12 誘導心電図

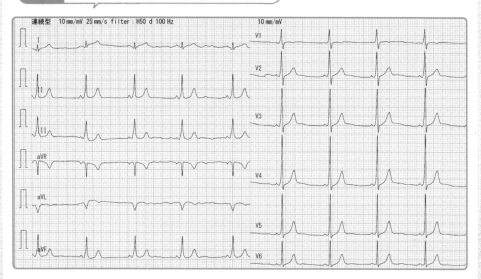

●PR 間隔が短縮

●QRS の前にデルタ波がある

●QRS 幅がデルタ波の分だけ延長する

デルタ波は見やすい誘導と見にくい誘導があることに気づきますか？　これは副伝導路がどこにあるのか、どの方向（ベクトル）で興奮しているかで見えやすさが変わります。本書の最初に示した電気ベクトルの考えですね（p.13）。本書では触れませんが、このデルタ波の極性から、どこに副伝導路が存在するかを推定することもできますので、興味のある方はチャレンジしてみてください。ちなみに p.81 の心電図は、左房一左室間僧帽弁の前側壁に副伝導路があると推定できます。

　WPW 症候群は、頻拍発作を起こす可能性がある疾患です。心房一心室間に、房室結節とケント束の 2 つの伝導路があるため、その 2 か所を旋回する、房室回帰頻拍を起こす可能性があります。

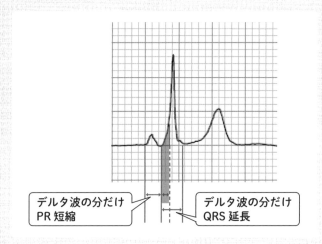

デルタ波の分だけ
PR 短縮

デルタ波の分だけ
QRS 延長

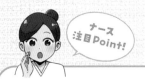

ナース
注目Point!

　PR 間隔が短縮していたら要注意！ WPW の可能性あり。さらに頻拍発作を起こす可能性があるので、過去にそのような発作がないか聞いてみよう。場合によっては、アブレーションによる根治治療が考慮されるよ。

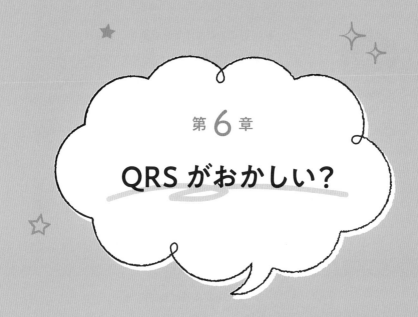

第 6 章

QRS がおかしい？

QRS は心室興奮を表します。
本書前半部分の正常伝導、刺激伝導系も
あわせて復習しておきましょう。

1 正常 QRS の成り立ちを見てみよう

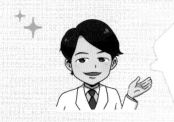

まず QRS の異常を見る前に、
正常波形の成り立ちから考えてみましょう。
モニターでは全体像がわかりにくいので、12 誘導心電図、特に胸部誘導で説明していきますね。

　右室側にある誘導が V₁-V₂、左室側にある誘導が V₅-V₆ なので、それぞれを**右側胸部誘導、左側胸部誘導**という呼び方をします。それぞれの誘導の QRS を見ながら考えてみましょう。

胸部誘導で見る QRS の特徴

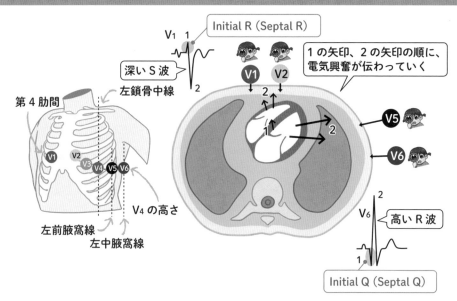

　正常の場合、心室興奮はヒス束がある心室中隔近傍から開始されます。心室中隔は左室側から右室側に初期の電気興奮（ベクトル）が発生します。すると、V_1-V_2 には向かってくる上向きの波形、V_5-V_6 には逃げていく下向きの波形が出現します。これを初期成分で Initial R（イニシャル アール）とか Septal R（セプタル アール）（中隔R）、initial Q（イニシャル キュー）や Septal Q（セプタル キュー）（中隔Q）などとかっこよく呼ぶことがあります。

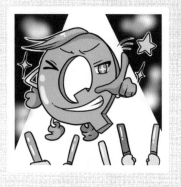

　その後、心室全体が興奮します。右室心筋と左室心筋では圧倒的に左室心筋量の方が多いので、ベクトルの綱引きでは左室方向が勝つため、V_1-V_2 では逃げる深いS波、V_5-V_6 では向かってくる高いR波が形成されます。まずこの関係をしっかり押さえてから、異常波形を見てみましょう！

Point!

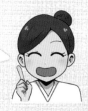

左室は全身に血液を送り出しているから、
心筋の量が多いんだよね。

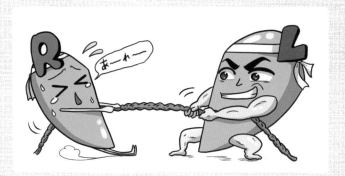

右脚ブロック

右脚ブロックは、その名のとおり、ヒス束から分枝した右脚の伝導が障害されている状態です。右脚が伝導しないため、左脚側から電気興奮が伝わります。

右脚ブロックの電気興奮の伝わりかたと QRS の特徴

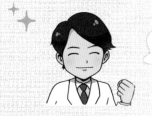

Initial R (Septal R) は変わらず

V₁、V₂ 誘導で M 字型

幅の広い QRS

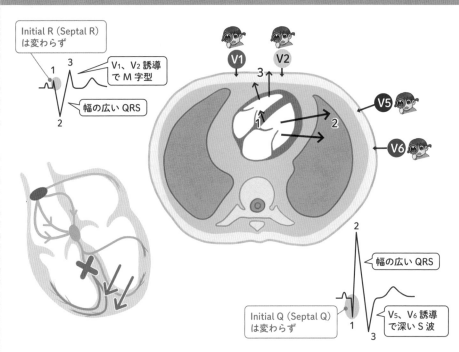

幅の広い QRS

Initial Q (Septal Q) は変わらず

V₅、V₆ 誘導で深い S 波

　右脚が切れても、通常中隔の伝導パターンは変わりません。なので、Initial R/Initial Q は変わらず認めます。その後、左脚から左室側が先に興奮するため、V1-V2 で S 波、V5-V6 で R 波ができますが、その後、左室から右室方向に遅れて興奮が伝わります（p.86 図中「3」の黒矢印）。これにより、V1-V2 には再び向かってくる R'（2 個目の R は ' を付けて表します）、V5-V6 には逃げる S が出現します。しかも、通常の刺激伝導系を通して伝導しているわけではないので、V1-V2 の R' はちょっと幅広になり、V5-V6 の S 波もちょっと幅広になります（これを Wide S とか、Slurred S とか言ったりします）。

波形　右脚ブロックの 12 誘導心電図

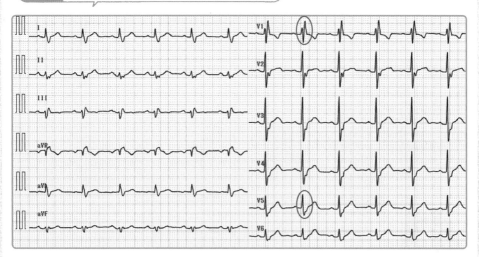

- V1 や V2 誘導で M 字型の幅広い QRS
- V5 や V6 誘導で深い S 波、幅広い QRS

　右側胸部誘導、左側胸部誘導の特徴が認められますよね。一方で四肢誘導はどうでしょう？ QRS 幅が延長しているのはわかりますが、特徴的な波形か？ と言われると、よくわからないかもしれません……。

　ちなみに、**完全右脚ブロック**と**不完全右脚ブロック**のちがいはなんでしょう？

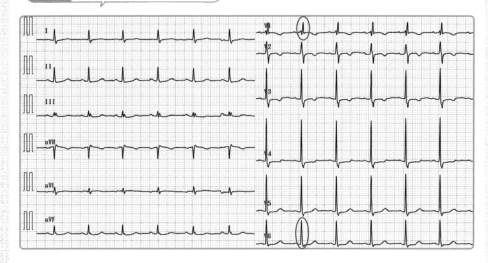

●V₁、V₂誘導でM字型のQRS

●V₅、V₆誘導で深いS波

●QRS幅が上限の0.12秒以下

＊0.12秒を超えていれば完全右脚ブロックになる

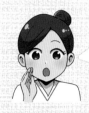

Point!

完全右脚ブロックと不完全右脚ブロックのちがいは、
QRS幅が0.12秒を超えるかどうか、ね。
単純だね！

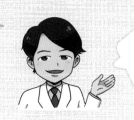

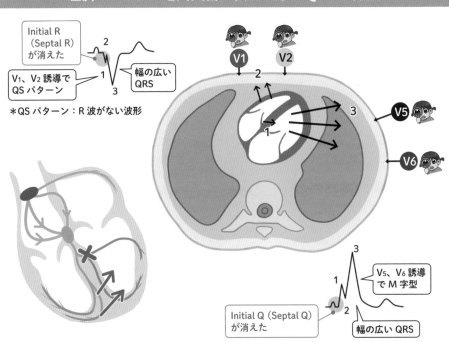

3 左脚ブロック

次は、左脚ブロックを見てみましょう。
左脚の伝導が障害されているので、
右脚側から電気興奮が伝わります。

左脚ブロックの電気興奮の伝わり方とQRSの特徴

Initial R
（Septal R）
が消えた

V₁、V₂誘導で
QSパターン

幅の広い
QRS

＊QSパターン：R波がない波形

V₅、V₆誘導
でM字型

Initial Q（Septal Q）
が消えた

幅の広いQRS

左脚ブロックが、右脚ブロックと大きく異なるのは、心室中隔興奮が右室側から左室側に変わるところです。そうすると、正常や右脚ブロックでは見られる V₁-V₂ での Initial R、V₅-V₆ の Initial Q が消えます。

左脚が切れているので、先に右室が興奮します。そのため、V₁-V₂ に小さな陽性成分（ない場合もある）、V₅-V₆ に小さな陰性成分が出現し、その後遅れて左室全体が興奮するため、V₁-V₂ が深い陰性成分（Q 波もしくは R 波）と、V₅-V₆ に高い陽性の R 波が出現します。

波形 **左脚ブロックの 12 誘導心電図**

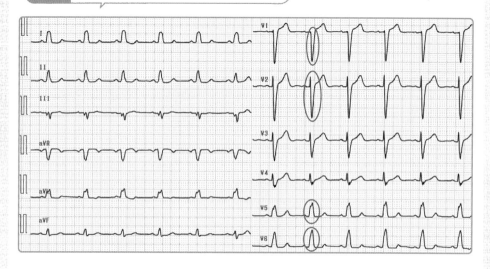

● V₁、V₂ 誘導で QS パターン

● V₅、V ₆ 誘導で M 字型

Point!

右脚ブロックも左脚ブロックも、心電図は一見難しそうだけど、どこが障害されて、どうやって興奮が伝わっていくのかを考えると、なるほど！ナットク！

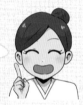

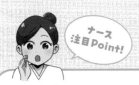

ナース
注目Point!

右脚ブロック・左脚ブロックをモニター心電図で見たとき、どうなるかな？ 通常、モニター心電図ではII誘導が多いけど……どうかな？ ひとつの誘導だけではよくわからないよね！？

　ということで、脚ブロックに関しては、モニターで診断するには限界があるよ。モニターで脚ブロックを見たければ、右脚ブロックではNASA誘導（V₁に似ている）、左脚ブロックではCM₅誘導（V₅誘導に類似）にするなど、工夫が必要かもしれないね。

　でも、そもそもひとつの誘導で診断すべきものではない、ということがわかるよね？ 脚ブロック自体の診断には12誘導心電図を用い、モニター心電図では、さらにブロックが進展して、2度以上の房室ブロックが出現しないか見る方がよっぽど意味があるよ。それぞれの目的を意識して実施しよう！

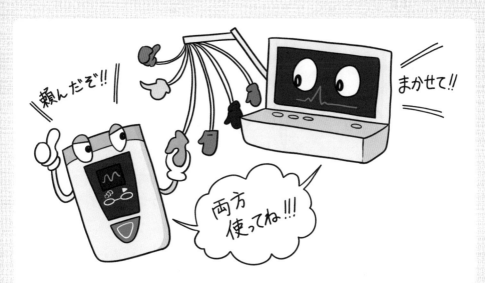

4 異常 Q 波

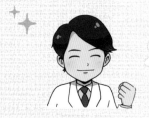

異常 Q 波、とはなんでしょうか？
これも同様で、異常ではない Q 波も同時に
理解しておく必要がありますね。

❖ 一般的な "異常" Q 波の定義

✓ 幅が 0.04 秒（1mm）以上の幅が広い Q 波

✓ R 波高の 1/4 以上の深さの Q 波

波形　典型的な異常 Q 波

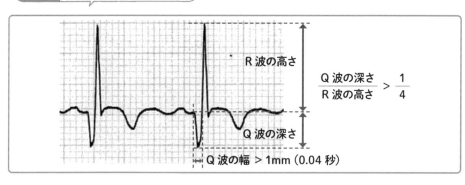

R 波の高さ

$$\frac{Q 波の深さ}{R 波の高さ} > \frac{1}{4}$$

Q 波の深さ

Q 波の幅 > 1mm（0.04 秒）

● この心電図では、R 波の波高の約 1/2 程度の深さで、かつ幅広の Q 波

　この異常 Q 波の定義に当てはまる Q 波が認められてもよい誘導があります。それは aV$_R$ 誘導と、III 誘導、V$_1$ 誘導です。

Q波がないはずの誘導にQ波がある！？

　次に「Q波自体があってはならない誘導にQ波がある」と、これも異常Q波の定義に入ります。それは、V3-V4誘導です。この誘導には正常ではQ波が存在しません。

　次の章で説明するST変化もそうですが、異常Q波の考え方は、モニター心電図では難しいです。というのも、調律の異常のように心臓全体の問題とは異なり、部位によって異なる（全体ではなく、一部分で起こる）所見であることです。ここで登場するのがCabrera誘導です（p.19）。どの誘導がどの範囲を示しているのか、どの誘導のお隣さんはどの誘導なのか、もう一度確認しましょう！

四肢誘導のベクトルとCabrera誘導

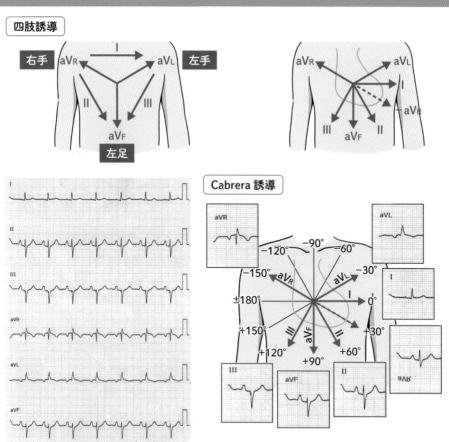

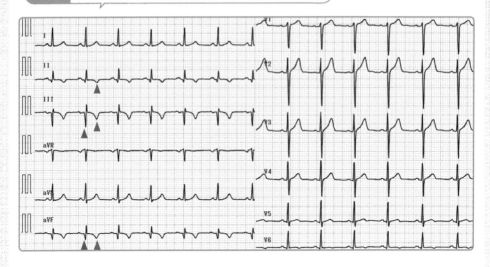

●下壁誘導と呼ばれるⅢ、aV_F 誘導で異常 Q 波（▲）

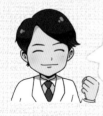

Point!

この心電図では、Ⅱ誘導にも小さな Q 波があり、幅もちょっと広めですが、ギリギリ異常 Q 波の基準は満たさないですかね。陰性 T 波（▲）も認めています。

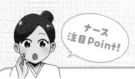

ナース注目Point!

注 意点は異常 Q 波＝心筋梗塞後の心筋壊死と覚えている方もいるかもしれないけど、必ずしもそうとは限らないよ。形の異常や伝導興奮パターンの変化でも出るんだ（完全左脚ブロック時の V₁-V₃ など）。なので、異常 Q 波を見たら、何か異常があるかも？くらいのイメージで他の所見とあわせて判断するようにしようね。

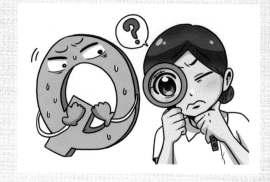

高電位・低電位

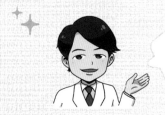

高電位・低電位は、その名前のとおり、心電図波形が高いか低いかで、それぞれ基準があります。

左室高電位の定義

●以下のいずれかを満たす

✓ V₅、V₆ の R 波 > 26 mm　（or ≧ 30 mm）
✓ V₁ の S 波＋ V₅ or V₆ の R 波 > 35 mm　（or ≧ 40 mm）
✓ Ⅰの R 波＋Ⅲの S 波 > 25 mm

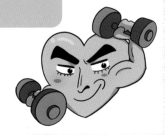

memo 左室肥大の補助的所見

✓ V₅、V₆ の心室興奮到達時間 ≧ 50mm
✓ 左側胸部誘導における ST 低下、T 波陰転化（ストレイン型）（p.120 参照）

左室低電位の定義

●各誘導で記録される QRS 波の総振幅が低下している

- ✓ 四肢誘導（特にⅠ、Ⅱ、Ⅲ）の QRS 総振幅が 5 mm（0.5mV）未満
- ✓ 胸部誘導の QRS 総振幅すべてが 10mm（1.0mV）未満

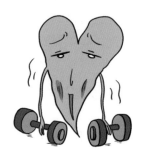

高電位の原因となりうる疾患

| 左室側の起電力が大きくなった | → 左室圧負荷：左室肥大・大動脈弁狭窄症など |
| | → 左室容量負荷：大動脈弁閉鎖不全症・僧帽弁閉鎖不全症、心室中隔欠損症など |

| 胸壁と心臓の距離が近い | → やせ型、漏斗胸など |

| 年齢・性別・人種の影響 | → 若年者・小児・男性 |

日本人は胸壁が薄いので高電位になりやすい

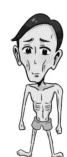

低電位の原因となりうる疾患

| 心室の起電力が小さくなった | → 心筋梗塞・心筋炎など |

| 胸壁と心臓の間に何かある | → 肥満・心膜液貯留・肺気腫・気胸など
四肢に高度の浮腫（ネフローゼなど） |

| 心臓の電気的位置の変化 | → 体格・体型 |

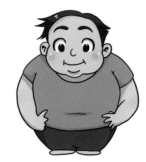

高電位は通常、**左室**高電位と表現されます。左室高電位の原因のひとつに左室肥大がありますが、イコールではない点に注意しましょう。左室肥大の場合には、ストレイン型と呼ばれるような左右非対称の ST-T 変化があればその可能性が高いです（ストレイン型の詳細は 8 章で解説します）。

波形 **大動脈弁狭窄症に伴った左室高電位・左室肥大の 12 誘導心電図**

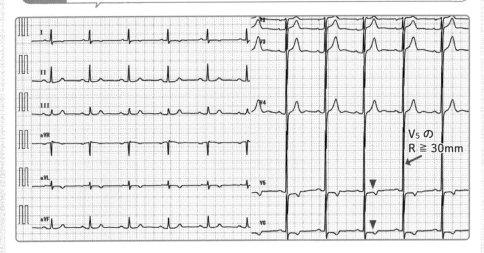

V₅ の R ≧ 30mm

V_5 の
$R \geqq 30mm$

　高電位の基準を満たし、かつ左室肥大の補助診断になる T 波陰転化（ストレイン型）（上図▼）も認めますね。そのほか、左室拡大でも左室高電位になります。日本人男性では、胸郭が薄く（痩せている）、心臓と心電図電極の距離が近いため、検診などでは左室高電位の基準に引っかかってしまうことがよくありますが、特に問題ないことが多いです。

　低電位は、心筋障害（心筋症・心筋梗塞など）による心筋の起電力低下と、心臓と電極の間に電気記録の障害になるものがあるか、の 2 つに分けると理解しやすいですね。

波形 低電位の12誘導心電図

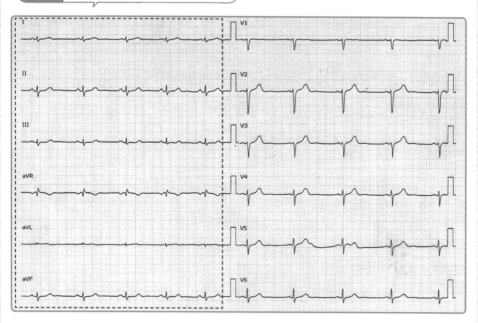

● この心電図は肥満症例で、四肢誘導が低電位基準を満たす
（QRSの高さ0.5mV：5mm未満）

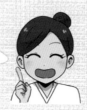

患者さんの身体所見もあわせてみることで、
心臓の問題ではないことがわかるんだね。

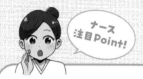

ナース
注目Point!

高電位、低電位の原因はいろいろ。病態を意識しながら見てみよう。ちなみに一番多いのが左室肥大だけど、左室肥大を見たければ心エコー図を確認すれば一目瞭然なので、なにも心電図だけに固執しなくてもいいよね。浮腫や、心嚢液貯留では、病態の変化にあわせて劇的に変化するので注意深く見てみよう。

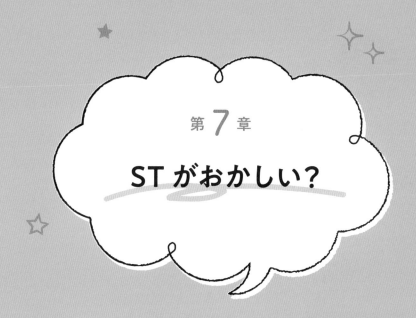

第7章

ST がおかしい？

ST 変化は虚血性心疾患で見られる変化で、
緊急の対応が必要になることがある所見です。
ただモニター心電図だけでは見逃すこともあるので要注意！

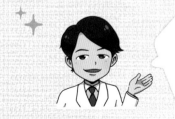

ST 変化といえばどこを見るのか知っていますか？
そりゃST のところでしょ？ と思った方、
あなたの思う ST 部分の見かた、正しいでしょうか？
まずはそこから、確認してみましょう。

❖ ST 変化の評価

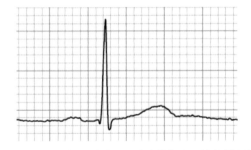

　基線がどこかわかりましたか？ 基線のことを T-P ラインと言いますが、T 波の終了後から次の P 波までの、心臓がどこも興奮・収縮していない部分を基準の線（＝基線）と考えます。その部分に対して、J 点と言われる、S 波から T 波への波形変化の編曲点（S 波から T 波へ移行する、曲がりかど）を見ます。この部分が基線に対してどう動いているかを見ます。なんとなく、ではなく、このJ 点をしっかり見て判断しましょう。

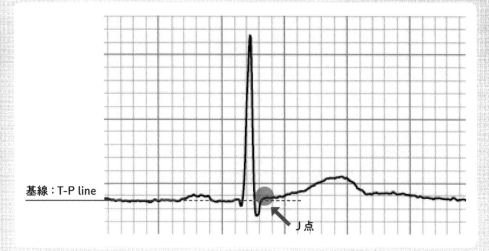

基線：T-P line

J点

2 ST 上昇・ST 低下

> どれくらいどこに変化があったら、
> ST 上昇・ST 低下と言えるのでしょうか?
> これも確認しておきましょう。

❖ST 上昇と低下の基準

　ST 上昇は、1mm 以上の変化を有意な変化とします。さらに Q 波と一緒で、どの誘導で変化が見られるか（どの部位の心筋に異常があるか）が重要です。ST 変化を見たら、隣の誘導も見ましょう。隣り合う 2 つ以上の誘導で同様の ST 変化を認めた場合、有意とします。

　ST 低下も 1mm 以上の変化を有意とします。しかし、運動負荷中などでは疑陽性も多いので、J 点よりも 2 目盛（0.08 秒）後半の ST で評価することもあります。

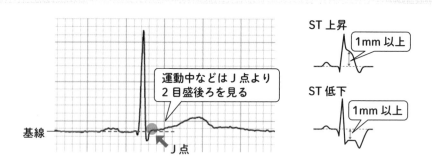

基線

運動中などは J 点より
2 目盛後ろを見る

J 点

ST 上昇
1mm 以上

ST 低下
1mm 以上

❖ 部位診断

心筋の各部位とそれに対応した誘導

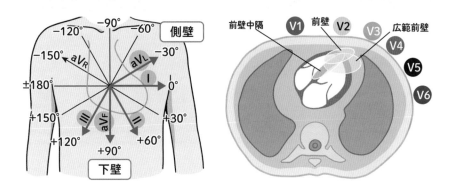

部位	I	II	III	aVR	aVL	aVF	V₁	V₂	V₃	V₄	V₅	V₆
前壁								○	○	○		
前壁中隔							○	○	○	○		
側壁	○				○						△	△
広範前壁	○				○		○	○	○	○	○	○
後壁							△	△				
下壁		○	○			○						

○：変化が見られる、△：まれに変化が見られる

かならず隣り合う誘導で連動して変化があるかどうか見るのがポイント！

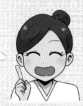

ということで、ST 変化をモニターで診断するのは限界があります。
次のページのある胸痛患者さんの心電図を見てみてください。

波形 胸痛患者さんのⅡ誘導

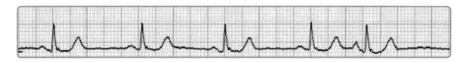

波形 胸痛患者さんの CM5 誘導（V5 誘導）

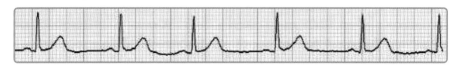

どうでしょう？ このⅡ誘導や CM5 誘導のみでは、ST 変化を読み取れるでしょうか？
難しいですよね？

波形 同症例の 12 誘導心電図

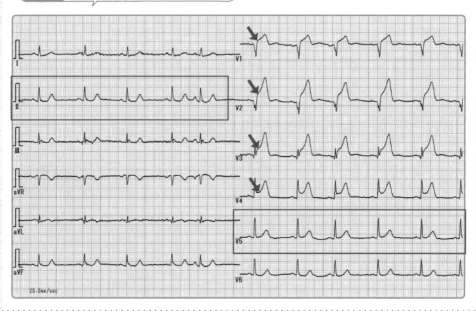

明らかに V1-V4 の ST 上昇があります（赤矢印）。しかし、Ⅱ誘導、V5 誘導ではその変化が見られません。モニターだけだと見落としてしまうので注意しましょう！

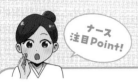

ナース
注目Point!

ST変化を疑ったら必ず12誘導心電図をとることを忘れずに！
ST変化が出る疾患で一番多くて大切なのは、虚血性心疾患。
「胸痛があるかないか」「バイタルサインは大丈夫か」あわせてチェック！

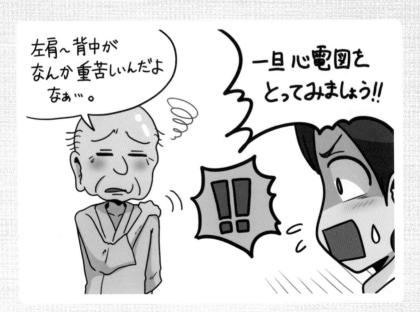

3 特殊な ST 変化

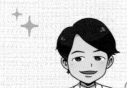

ST 変化をきたす病態は、
もちろん虚血性心疾患が一番高頻度ですが、
それ以外にもいろいろあるのでチェックして
みましょう。

ST 変化をきたす病態

虚血性心疾患

- ✓ 狭心症発作時
- ✓ 急性心筋梗塞

虚血性心疾患以外

- ✓ 急性心外膜炎
- ✓ 脚ブロック
- ✓ 低体温
- ✓ 心筋炎
- ✓ 電解質異常
- ✓ 左室肥大
- ✓ 脳血管疾患

正常亜型

- ✓ 早期再分極
- ✓ アーチファクト / ノイズ
- ✓ 体動

いくつか特徴的な心電図を見てみましょう。

| 波形 | **Brugada 症候群（Coved 型 ST 上昇）** |

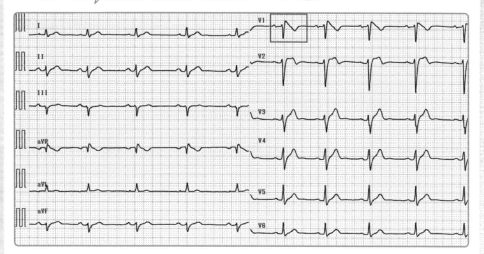

●右側胸部誘導の V₁-V₃ の ST 上昇とそのまま続く陰性 T 波

*この心電図では V₁ でその特徴が明らか

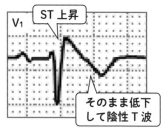

ST 上昇
V₁
そのまま低下
して陰性 T 波

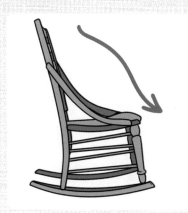

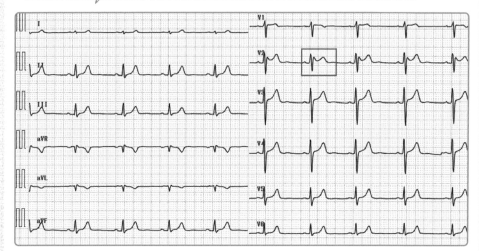

● 右側胸部誘導の V₁-V₃ の ST 上昇のあと一度低
下して再び上昇

＊この心電図では V₂ でその特徴が明らか

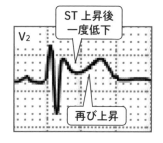

ST 上昇後
一度低下

V₂

再び上昇

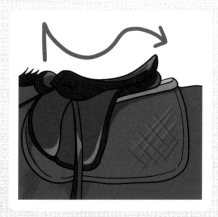

波形　急性心膜炎

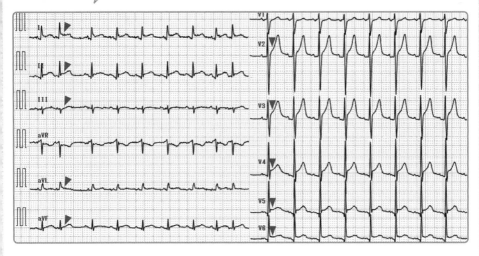

●V1、aVR 以外のすべての誘導で ST 上昇（▼）

急性心膜炎は、急性心筋梗塞との鑑別が必要な疾患で、ST上昇をきたします。鑑別ポイントは、急性心筋梗塞は冠動脈血行支配に一致したST変化が出ますが、急性心膜炎はV1、aVR以外のすべての誘導でST上昇をきたしうるので、血行支配と一致しないというのが特徴です。さらに、PR部分が基線から低下している所見や、基線が斜めになる所見（Spodic's sign と言います）が認められます。

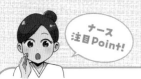

ナース
注目Point!

　こで紹介したもの以外にも、さまざまな病態でST変化は起こるよ。モニター心電図のひとつの誘導だけでは診断が困難なことが多いので、何かおかしいと思ったら12誘導心電図をとる癖をつけようね。

　ブルガダ症候群、特に coved 型は突然心室細動（VF）をきたし、突然死する病気だよ。夜間や明け方に多いので、注意して観察しよう。

　急性心膜炎は、胸痛を伴うことが多く、急性心筋梗塞と鑑別が必要な疾患だよ。心膜の炎症だから、心筋梗塞とはまったく異なる病気です。心電図の特徴と病態のちがいを理解しておこうね。

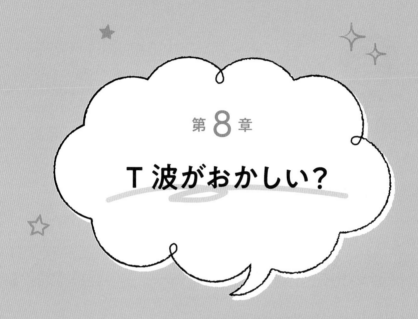

第 8 章

T 波がおかしい？

最後は T 波です。
T 波には、正常値という概念がありません。
その形に注目します。
QT 時間も含めて見ていきましょう。

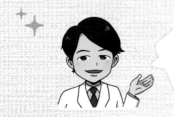

やはり、異常に気づくためには、まず正常を知ろう！ということで、正常なT波とはどんなものなのかということから、説明します。

QRSは心室の興奮（脱分極）、T波は心室電気興奮の回復（再分極）を表しています。なので、QRSがあればかならずT波がありますね。そしてT波は、ほかからのさまざまな影響を受けやすい部位でもあります。移り気なのがT波です。通常、QRSの極性とT波の極性は同一になります。QRSが陽性（R波が大きい）の場合、その同一誘導ではT波も陽性になります。逆に、その関係が崩れると、何かしらの異常が想定されます。

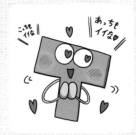

こっちもイイな
あっちもイイな

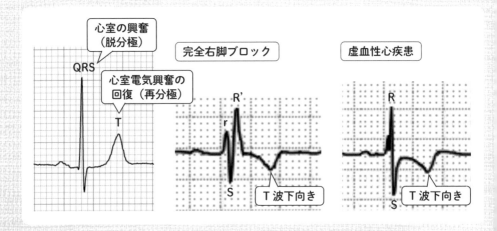

心室の興奮（脱分極）

QRS

心室電気興奮の回復（再分極）

T

完全右脚ブロック

R'

r

S

T波下向き

虚血性心疾患

R

S

T波下向き

2 T波が高い

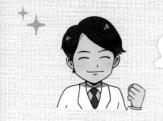

> T波の高さがR波の波高の1/2以上の場合、
> T波増高と定義されます。
> 通常R波が大きい誘導で見やすい所見です。
> T波は左右対称に増高することがほとんどです。

T波増高とその原因

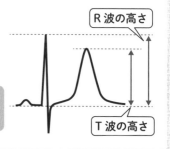

定義
- ●T波の高さがR波の1/2以上
- ●T波の形が左右対称

原因
- ●高カリウム血症→テント状T波・尖鋭T波
- ●急性心筋梗塞超急性期→ Hyper-acute T wave

R波の高さ

T波の高さ

　一番典型的なのは、高カリウム血症時に認められる高尖性T波（テント状T波）です。維持透析患者さんの透析前の心電図ではよくこのような変化がありますね。そのほかに重要なのは虚血性心疾患の虚血超急性期に見られる Hyper-acute T と言われるT波の増高です。これは ST 上昇よりも先に出現するため、見逃さないことが重要です。

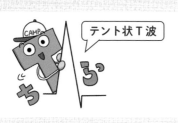

テント状T波

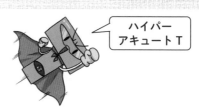

ハイパー
アキュートT

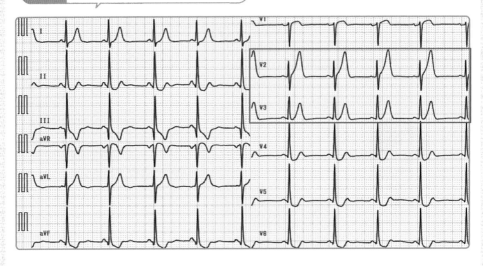

●Hyper-acute T　　＊この心電図では V₂-V₃ に見られる

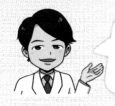

Point!

この 2 つの T 波の形には多少の特徴の違いがあります。
テント状 T はその名のとおり、基部も細く吊り上がっている感じ、
Hyper-acute T 波は ST 上昇の前段階で認められるため、
ST 部分からつながるような高い T になることが多いです。

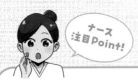

ナース注目Point!

異常に高い T 波は、高カリウム血症や急性心筋梗塞急性期など、結構危険なサイン！

3 T波が低い

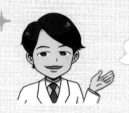
T波の高さがR波の1/10以下しかない場合、平低T波と言います。

T波平低とその原因

定義 ●T波の高さがR波の1/10以下

原因
●低カリウム血症
　→QTものびる、U波が増高する、
　　STも下がる
●虚血・炎症・肥大・心嚢液貯留・
　甲状腺機能低下症　など

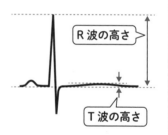
R波の高さ
T波の高さ

　この**平坦T波だけで病的な診断することは困難**で、正常症例でも結構見受けられる所見です。特に臨床的に問題となるこの後に説明するQT延長もあわせてチェックが必要ですね（p.122）。

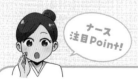
ナース
注目Point!

平低T波は、それだけではあまり病的意義を認めないことも多いので深入りしないで。でもQT延長だけは確認を！

4 T 波が下向き：冠性 T 波、ストレイン型 ST-T 変化

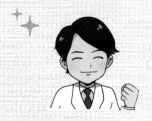

陰性 T 波もいろいろな病態で出現します。非特異的な、あまり臨床的に意味のない場合が多いです。

特徴的な異常だけいくつか紹介します。

❖ 冠性 T 波

　これは冠動脈疾患に認められる所見なので、このような名前がついています。虚血発作を起こしたのち、自然再開通した場合や冠動脈形成術を行った後、1～2 日後から認められる**左右対称**の深い陰性 T 波です。一過性の心筋障害後に出る特徴的な所見です。

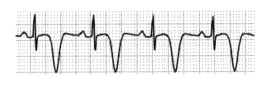 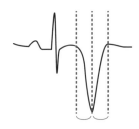

波形　**胸痛発作1日後の12誘導心電図**

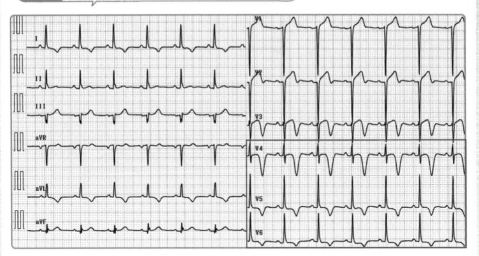

●左右対称の深い陰性T波（冠性T波）

＊この心電図では V4-V6 に特徴的な波形が見られる

❖ ストレイン型 ST-T 変化

これは本書で少し説明しましたが（p.96、98）、冠性 T 波と異なり、**左右非対称**です。

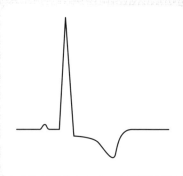

波形 | 左室肥大に伴うストレイン型 ST-T 変化

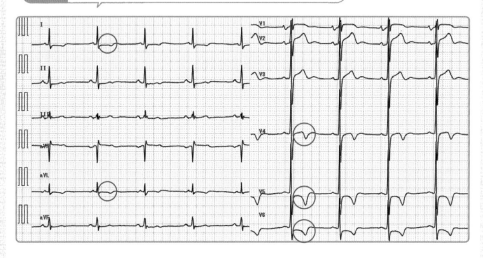

- 軽度 ST 低下とそれに引き続く左右非対称の陰性 T 波
- 左室肥大のため R 波が高い誘導で認められ、I、aVL、V4-V6 で見られることが多い

memo

左室肥大は左側胸部誘導（V5-V6）の R 波が増高します。I、aVL 誘導も左室側にあるので、同誘導の R 波が増高し、さらにストレインを伴うことがあります。ST も低下します。

波形　肺高血圧症に伴う右室肥大

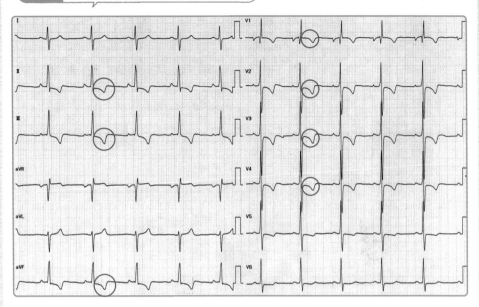

● II、III、aVF、V1-V4 のストレイン型 ST-T 変化

右室肥大は右側胸部誘導で R 波増高とストレイン T 波が認められます。

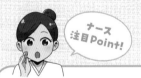

ナース
注目Point!

同 様にモニター心電図では診断が難しい部分だけど、今まで認めていなかった T 波の変化が認められたら、12 誘導心電図を記録し、以前のものと比べてみよう！ 何か異なる所見が得られるかもしれないよ。

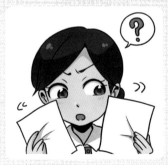

5 QT 時間を見る

QT 時間の異常、特に QT 延長は臨床的には重要な異常です。
いろんな原因で起こることも特徴です。

QT 時間の計測について、復習しておきましょう。

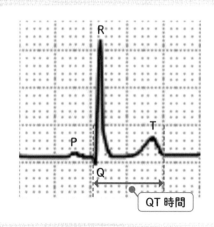

心拍数に影響されるので
必ず R-R 時間で補正

$$QTc = QT／\sqrt{RR} \quad （Bazett の式）$$

＊心拍数 > 75 回 / 分では過大評価してしまう
ので Fridericia 補正を用いることも

QT 時間は心拍数に依存するため、心拍数で補正した、補正 QT 時間（corrected QT：QTc）で判断します。QT 時間を R-R 時間の平方根で除する方法を Bazett 法（QTcB）と言い一般的ですが、心拍数が高いと（小児などでは）補正が強く出すぎるため、QT 時間を R-R 時間の立方根で除する方法（Fridericia 法：QTcF）を用いる場合もあります。QTc の正常値は 0.44 秒未満、女性はちょっと長めで、0.46 秒未満になります。

波形　**QT 延長症候群の 12 誘導心電図**

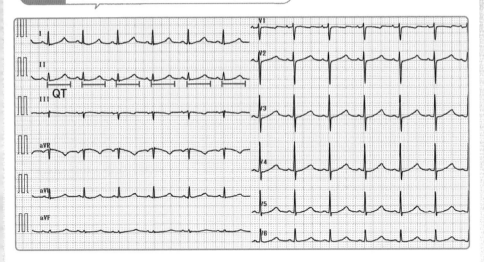

　QT は 12 誘導すべてで延長するはずなので、モニター心電図でも確認できます。しかし、これも T 波が見やすい誘導と見にくい誘導がありうるので注意が必要ですね。

❖ QT 延長の簡便なチェックポイント

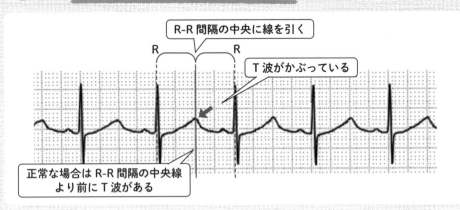

R-R 間隔の中央に線を引く

R 　　 R

T 波がかぶっている

正常な場合は R-R 間隔の中央線より前に T 波がある

　R-R 間隔の中央に線を引き、その部分に T 波がかぶってきている場合、QT が延長している可能性が高いです。もちろん正確には測定してほしいですが、見た目の印象で気づくポイントですので参考にしてみてくださいね。

波形 | Torsades de pointes

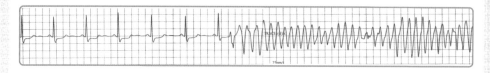

　QT 延長症候群の症例がきたすのが、Torsades de pointes（トルサード ド ポアント）と呼ばれる特徴的な多形心室頻拍です。Torsades de pointes はポイントのねじれ、という意味で、QRS が紡錘形にねじれているのが特徴です。もちろん**このまま止まらなければ心室細動に移行し、死に至る不整脈**なので非常に重要な疾患です。

QT 延長をきたす疾患

先天性
- ●ロマノ・ワード（Romano-Ward）症候群
- ●ジャーベル・ランゲ - ニールセン（Jervell Lange-Nielsen）症候群
- ●孤発性

後天性
- ●薬剤：抗不整脈薬 Ⅰa 群、Ⅲ群
　　　　抗菌薬（マクロライド・ニューキノロンなど）
　　　　抗真菌薬・抗マラリア薬など
　　　　抗うつ薬（3 環系・4 環系）、抗精神病薬
- ●電解質異常：低 K 血症、低 Ca 血症、低 Mg 血症
- ●中枢神経疾患：頭蓋内出血

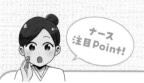

ナース注目Point!

先天的な遺伝性疾患、薬剤や電解質異常など後天的な要因など多岐にわたるので、循環器病棟でなくとも出くわすのがこの QT 延長。注目してみてね。

❖ 心電図関連略語一覧

心房期外収縮	atrial premature contraction；APC premature atrial contraction；PAC
心室期外収縮	premature ventricular contraction；PVC ventricular premature contraction；VPC
心房細動	atrial fibrillation；AF
心房粗動	atrial flutter；AFL
心房頻拍	atrial tachycardia；AT
発作性上室頻拍	paroxysmal supraventricular tachycardia；PSVT
心室頻拍	ventricular tachycardia；VT
心室細動	ventricular fibrillation；VF
洞不全症候群	sick sinus syndrome；SSS
WPW 症候群 （ウォルフ・パーキンソン・ホワイト症候群）	WPW (Wolff-Parkinson-White) syndrome

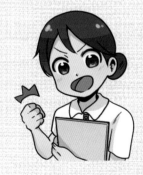

●著者紹介

深谷 英平（ふかや ひでひら）

現職：北里大学医学部循環器内科学 講師
　　　北里大学病院 循環器内科　不整脈部門チーフ

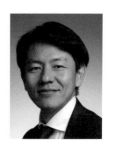

https://twitter.com/
HidehiraFukaya

【略歴】
2001年3月 北里大学医学部卒業
2008年3月 北里大学大学院医療系研究科博士課程卒業
2011年4月〜2013年3月　Case Western Reserve大学（米国オハイオ州クリーブランド）
留学
2020年1月より現職
2022年不整脈心電学会心電図検定1級合格・心電図マイスター認定取得

日々不整脈診療に従事する中、X（旧Twitter）上でもEP大学のメンバーとして心電図
の判読解説を実施するなど、若手教育にも力を入れている。

●イラストレーター紹介

ねぎまぐろ工房

いつの間にか中堅看護師。その一方でマンガも描いています。実は私も心電図がとっても苦手でした。心電図を勉強すると、「不整脈ってことはわかったけど、結局どこに注意したらいいの？」「この心電図はいったいなんの波形なの…？」となり、結局「よくわからない」＝苦手ってなりますよね。この本はこれらの疑問を、ひとつずつ丁寧に紐解いてくれます。そして今回は、教科書上だけでは絶対に学ぶことができない臨床経験でのひとコマも描かせていただいています。そのひとコマがみなさんの実践につながりますように。そして私のイラストが、みなさんが楽しく学べる手助けになりますように。

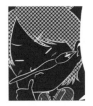

インスタやX（旧Twitter）もよろしく！

https://twitter.com/negimaguro
kobo

https://www.instagram.com/negi
magurokobo/

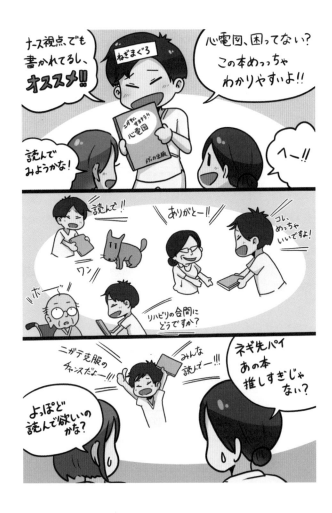

苦手にサヨナラ！モニター心電図
―心電図マイスターが波とリズムをゼロから手ほどき

2024年1月1日発行　第1版第1刷

著　者	深谷 英平
発行者	長谷川 翔
発行所	株式会社メディカ出版
	〒532-8588
	大阪市淀川区宮原3-4-30
	ニッセイ新大阪ビル16F
	https://www.medica.co.jp/
編集担当	鈴木陽子
編集協力	加藤明子
装　幀	株式会社アンシークデザイン
イラスト	ねぎまぐろ工房
組　版	株式会社明昌堂
印刷・製本	株式会社シナノ パブリッシング プレス

ISBN978-4-8404-8445-9　　Printed and bound in Japan

当社出版物に関する各種お問い合わせ先（受付時間：平日9：00～17：00）
●編集内容については、編集局 06-6398-5048
●ご注文・不良品（乱丁・落丁）については、お客様センター 0120-276-115